D1670066

Leuchttürme der
medizinischen Forschung

Aus der Arbeit der Jung-Stiftung
für Wissenschaft und Forschung
2010–2011

Publikationen der Jung-Stiftung für Wissenschaft und Forschung

Band 17

Herausgegeben von

Hubert E. Blum, Johannes Dichgans und Walter Kaminsky

Georg Thieme Verlag Stuttgart · New York

Leuchttürme der medizinischen Forschung

Aus der Arbeit der Jung-Stiftung
für Wissenschaft und Forschung 2010–2011

Herausgegeben von
Hubert E. Blum,
Johannes Dichgans und
Walter Kaminsky

2012
Georg Thieme Verlag Stuttgart · New York

Eine Publikation der Jung-Stiftung
für Wissenschaft und Forschung
Elbchaussee 215
22605 Hamburg
E-Mail: Jung-Stiftung@t-online.de

Herausgeber:

Prof. Dr. med. Drs. h. c. Hubert E. Blum
Medizinische Klinik und Poliklinik
Klinikum der Albert-Ludwigs-Universität
Freiburg
Hugstetter Straße 55
D-79106 Freiburg

Prof. Dr. med. Johannes Dichgans
Bei der Ochsenweide 6
D-72076 Tübingen

Prof. Dr. rer. nat. Walter Kaminsky
Insitut für Technische und
Makromolekulare Chemie
Universität Hamburg
Bundestraße 45
D-20146 Hamburg

*Bibliografische Information der
Deutschen Nationalbibliothek*

Die Deutsche Nationalbibliothek verzeichnet
diese Publikation in der Deutschen National-
bibliografie; detaillierte bibliografische Daten
sind im Internet über http://dnb.d-nb.de abrufbar.

Wichtiger Hinweis: Wie jede Wissenschaft ist die Medizin ständigen Entwicklungen unterworfen. Forschung und klinische Erfahrung erweitern unsere Erkenntnisse, insbesondere was Behandlung und medikamentöse Therapie anbelangt. Soweit in diesem Buch eine Dosierung oder eine Applikation erwähnt wird, darf der Leser zwar darauf vertrauen, dass Autoren, Herausgeber und Verlag große Sorgfalt darauf verwandt haben, dass diese Angabe dem **Wissensstand bei Fertigstellung des Buches** entspricht.

Für Angaben über Dosierungsanweisungen und Applikationsformen kann vom Verlag jedoch keine Gewähr übernommen werden. **Jeder Benutzer ist angehalten,** durch sorgfältige Prüfung der Beipackzettel der verwendeten Präparate und gegebenenfalls nach Konsultation eines Spezialisten festzustellen, ob die dort gegebene Empfehlung für Dosierungen oder die Beachtung von Kontraindikationen gegenüber der Angabe in diesem Buch abweicht. Eine solche Prüfung ist besonders wichtig bei selten verwendeten Präparaten oder solchen, die neu auf den Markt gebracht worden sind. **Jede Dosierung oder Applikation erfolgt auf eigene Gefahr des Benutzers.** Autoren und Verlag appellieren an jeden Benutzer, ihm etwa auffallende Ungenauigkeiten dem Verlag mitzuteilen.

© 2012 Georg Thieme Verlag KG
Rüdigerstraße 14
D-70469 Stuttgart
Telefon: + 49/(0)711/8931-0
Unsere Homepage: www.thieme.de

Printed in Germany

Umschlaggestaltung: Thieme Verlagsgruppe
Satz: Ziegler + Müller, Kirchentellinsfurt
   System: APP/3B2 (V. 9)
Druck: Grafisches Centrum Cuno, Calbe

ISBN 978-3-13-170061-2

1 2 3 4 5 6

Zum Geleit

Rolf Kirchfeld

Der 17. Band der Publikationen der *Jung-Stiftung für Wissenschaft und Forschung* befasst sich ausführlich mit unserer Arbeit und den Ereignissen in den Jahren 2010 und 2011. Natürlich wird erneut besonderes Gewicht gelegt auf die Verleihung der Ernst Jung-Preise für Medizin, der Ernst Jung-Medaillen für Medizin in Gold und der Ernst Jung-Karriere-Förder-Preise für medizinische Forschung in diesen beiden Jahren. Die Mitglieder unseres Kuratoriums, das die Auswahl der Preisträger traf, werden mit ihren Laudationes zu Wort kommen, und vor allem werden unsere Laureaten in ihren Dank- und Annahmereden über ihre Forschungsbereiche berichten und dabei wiederum das hohe wissenschaftliche Niveau der von uns preisgekrönten Mediziner belegen. Darüber hinaus werden erneut unsere Stipendiaten zum Stand ihrer Forschung Bericht erstatten.

Einen wichtigen Raum wird der Nachruf von Herrn Professor Hubert Blum auf Herrn Professor Walter Siegenthaler einnehmen, dessen Tod am 24. Oktober 2010 wir alle mit großer Trauer zur Kenntnis nahmen. Mit dem Tod von Herrn Professor Siegenthaler geht endgültig eine für unsere Stiftung sehr wichtige Ära zu Ende. Er hat nicht nur viele Jahre lang die Arbeit unseres Kuratoriums wesentlich mitgeprägt, sondern war auch über einen langen Zeitraum mit dem unvergessenen Herrn Professor Rudolf Haas kongenialer Mitherausgeber unserer Publikation. Wir werden Herrn Professor Siegenthaler vermissen und ihn stets als Mitglied der Jung-Familie in Erinnerung behalten.

Nach fast 24-jähriger Zugehörigkeit zum Vorstand der Jung-Stiftung, davon über sechs Jahre als Vorstandsvorsitzender, ist Herr Nikolaus W. Schües, der am 2. Februar 2011 seinen 75. Geburtstag feiern konnte, satzungsgemäß leider aus dem Vorstand ausgeschieden. Als Dank und Anerkennung seiner großen Verdienste um die Stiftung haben wir ihm zum Abschied die Ernst Jung-Medaille in Gold überreicht, die nur unzureichend zum Ausdruck bringen konnte, welche Bedeutung seine Arbeit für die Entwicklung unserer Stiftung hatte.

Als neues Mitglied im Vorstand konnten wir Herrn Dr. Christian Flach begrüßen, der – Mineralölkaufmann wie unser Stifter – nach langer Zeit quasi in dessen Fußstapfen treten konnte.

Auch im Kuratorium gab es wieder einigen Wechsel. Nach acht Jahren intensiver und engagierter Mitgliedschaft ist Herr Professor Thomas Jentsch verabschiedet worden. Wir würden uns freuen, wenn er auch nach seinem Ausscheiden der Jung-Familie eng verbunden bliebe und wir ihn zu unseren Preisverleihungen wieder begrüßen dürften. Neu im Kuratorium heißen wir die Herren Professoren F. Ulrich Hartl und Reinhard Jahn willkommen, beides ehemalige Preisträger des Ernst-Jung-Preises für Medizin. Herr Professor Hartl wird in dieser Ausgabe über die Verwendung seines Preisgeldes berichten, unter dem Motto „Was passiert eigentlich mit dem Preis?" Wir freuen uns auf die Zusammenarbeit mit beiden Herren.

Für das Zustandekommen dieses Bandes danke ich den Herausgebern, den Herren Professoren Blum, Dichgans und Kaminsky sowie dem Georg Thieme Verlag sehr herzlich. Mein besonderer Dank gilt Frau Marion Schlichting-Erb, nicht nur für die sorgfältige Vorbereitung dieses Bandes, sondern vor allem auch für die zuverlässige Arbeit und Betreuung unserer Stiftung das ganze Jahr hindurch.

Inhalt

Zum Gedenken an
Herrn Professor Dr. med. Dr. h. c. Walter Siegenthaler
(1923–2010)

Professor Dr. med. Drs. h. c. Hubert E. Blum

Am 24. Oktober 2010 verstarb Professor Walter Siegenthaler nach langer und schwerer Krankheit im Kreise seiner Angehörigen und Freunde. Mit ihm hat die Innere Medizin der Gegenwart einen ihrer prominentesten Vertreter im deutschsprachigen Raum verloren. Er hat über mehrere Jahrzehnte bis zu seiner Emeritierung 1991 und darüber hinaus das Fach Innere Medizin ganz wesentlich mitgestaltet und geprägt.

Viele von uns hatten das Privileg, Walter Siegenthaler in für ihn und für uns unterschiedlichen Lebensabschnitten und Funktionen begegnet zu sein und ihn begleitet zu haben. So kennen wir den Internisten und seine herausragenden Leistungen als Professor für Innere Medizin und Direktor der Universitätsklinik Bonn und später des Departementes für Innere Medizin des Universitätsspitals Zürich, als Organisator von Kongressen, Fort- und Weiterbildungen, sein großes Engagement in Schriftleitungen, Fachgesellschaften, Stiftungen und Einrichtungen der Forschungsförderung und nicht zuletzt als Herausgeber seiner z. T. in viele Sprachen übersetzten Lehrbücher, die über die Jahrzehnte zu Klassikern geworden sind, wie die „Differenzialdiagnose: Innere Krankheiten" und die „Klinische Pathophysiologie".

Dieser langen Liste von herausragenden Leistungen steht eine entsprechend große Anzahl von Ehrungen, Auszeichnungen und Preisen gegenüber. So war er u. a. Präsident der Paul-Ehrlich-Gesellschaft für Chemotherapie (PEG), Präsident der Deutschen Gesellschaft für Innere Medizin (DGIM) 1983–1984, Mitglied des Vorstands der DGIM sowie der Schweizerischen Gesellschaft für Innere Medizin (SGIM). Von 1990–2004 war er Präsident der Gesellschaft für Fortschritte in der Inneren Medizin. Seine Tätigkeit im Stiftungsrat der Schweizerischen Studienstiftung für begabte junge Menschen, im Stiftungsrat „Schweizer Jugend forscht", sowie als Mitglied der Schriftleitung bzw. Mitherausgeber verschiedener medizinischer Zeitschriften des In- und Auslandes, wie z. B. von „Der Internist"

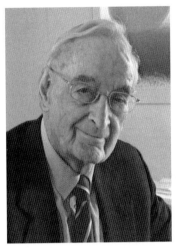

Professor Dr. med. Dr. h. c. Walter Siegenthaler

oder von „Deutsche Medizinische Wochenschrift", dokumentieren weiter das enorme persönliche Engagement von Walter Siegenthaler.

Aus der Vielzahl der persönlichen Auszeichnungen, die Walter Siegenthaler zuteilwurden, seien nur einige genannt: Ehrenmitglied der Deutschen Ärzteschaft als Träger der Ernst-von-Bergmann-Plakette 1972, Mitglied der Deutschen Akademie der Naturforscher Leopoldina 1981, Auszeichnung mit der Ludwig-Heilmeyer-Medaille in Gold 1984, Ehrendoktorwürde der Medizinischen Fakultät der Martin-Luther-Universität Halle-Wittenberg 1991, Ehrenmitglied der Schweizerischen Gesellschaft für Infektiologie (SGInf), Ehrenmitglied der DGIM 1992, Ehrenmitglied der SGIM 1993, Ehrenmitglied der PEG 1994, Verleihung der Ernst Jung-Medaille für Medizin in Gold 1997, des Kristalls von Davos und der Ehrenmitgliedschaft von Tourismus Davos 1998, der Ehrenmedaille der Medizinischen Fakultät Charité der Humboldt-Universität zu Berlin 1999, der Gustav-von-Bergmann-Medaille in Gold der DGIM 2000, der Ehrenmitgliedschaft des Berufsverbandes Deutscher Internisten (BDI) 2001, des Hippocrates Award der Griechischen Gesellschaft für Innere Medizin 2002 sowie der Ehrenmitgliedschaft der Association of American Physicians 2003. Weitere Auszeichnungen waren die Ehrenmitgliedschaft der Deutsche Gesellschaft für Endokrinologie 2005, die Verleihung der „Centenary Medal" der Polnischen Gesellschaft für Innere Medizin 2006 und des „Excellence Award" der SGInf 2008. Er kommentierte diese Ehrungen meist mit dem Bonmot von Konrad Adenauer: „Herr, bestrafe die, die so gut über mich reden, aber vergib mir, dass ich es so gerne höre."

Das besondere Lebenswerk von Walter Siegenthaler erfährt weitere bleibende Anerkennung auch durch die jährliche Verleihung des „Walter-Siegenthaler-Preises" durch den Georg Thieme Verlag seit 2000 sowie durch den Springer Verlag seit 2004 und durch die „Walter Siegenthaler Annual Lecture" am Universitätsspital Zürich seit 2010. Weitere Details der Biografie und Lebensleistungen von Walter Siegenthaler sind in mehreren aktuellen Schriften festgehalten (Stiefelhagen P. Walter Siegenthaler – Arzt, Lehrer, Wissenschaftler. Springer; 2005; Müller P. Zeitzeuge der Medizin. Im Gespräch mit dem Internisten Walter Siegenthaler. Thieme; 2009).

Ich möchte deshalb zum Abschied von Walter Siegenthaler auf die Nennung weiterer Leistungen und Ehrungen verzichten. Vielmehr möchte ich einige Charakteristika seiner Persönlichkeit ansprechen, die aus meiner Sicht Grundlage für sein großes Lebenswerk waren. Zu diesen persönlichen Eigenschaften zählen sein unerschöpflicher Fleiß und seine vorbildliche Disziplin, seine intellektuelle Neugier und seine Fürsorge für andere, insbesondere die Förderung des Medizinernachwuchses.

Aus meiner Sicht war Walter Siegenthaler dem Wesen nach ein Asket, genauer ein „im Luxus lebender Asket", meist ohne diesen zu genießen. Damit war er in gewisser Weise eine „mönchische" Gestalt, umgeben von einer großen Bibliothek und zahlreichen Kunstgegenständen von Museumsqualität. Größte persönliche Disziplin mit frühem Aufstehen, spätem Zubettgehen und absoluter Pünktlichkeit, gepaart mit unermüdlichem Fleiß und großer persönlicher Bescheidenheit, Genügsamkeit und Sparsamkeit, kennzeichneten seinen Arbeits- und Lebensstil. Er lebte dies vor und hat dies auch von seinen Mitarbeiterinnen und Mitarbeitern und allen, die mit ihm zu tun hatten, erwartet und oft gefordert.

„Pünktlichkeit" und „Disziplin" waren oberstes Gebot auch bei seinen Vorlesungen, Visiten, beim Rapport und bei Patientenvorstellungen, ebenso wie die strikte Einhaltung der Redezeit bei Kongressen oder des Abgabetermins von Manuskripten für seine Lehrbücher.

Ein zweites Charakteristikum, das alle Facetten seiner Leidenschaft „Medizin" mitbestimmte, war seine intellektuelle Neugier, die ihn bis zu seinen letzten Lebenstagen an den neuesten Entwicklungen der Medizin teilnehmen ließ. Dabei kamen ihm sein sicheres Gespür für notwendige Veränderungen ebenso wie für neue Möglichkeiten in Klinik, Lehre und Forschung, sein herausragendes Organisationstalent und seine Fähigkeit, andere für neue Aufgaben zu motivieren und zu begeistern, zugute.

So hat er die Entwicklung des primär versorgungsorientierten Zürcher Kantonsspitals zum forschenden Universitätsspital mit zahlreichen, auch international sichtbaren Spezialdisziplinen der Inneren Medizin entscheidend mitgeprägt. Er hat damit die allgemeine Innere Medizin des „Generalisten" in das neue Zeitalter der Inneren Medizin der „Spezialisten" geführt, ohne jedoch den „Generalisten" einfach abzuschaffen. Er und seine Klinik haben damit zum einen ganz wesentlich zu den großen Fortschritten der Inneren Medizin in der Zeit zwischen 1960 und 1990 beigetragen. Denken wir dabei nur an die minimalinvasive Koronardilatation/Angioplastie bei Erkrankungen der Herzkranzgefäße, heute weltweit die Therapie der Wahl bei Herzinfarkt, oder die endoskopische Abtragung von Polypen, heute weltweit Standard der Prävention des kolorektalen Karzinoms. Zum anderen hat er damit die Basis für die Entwicklungen von heute und von morgen gelegt, die sich als zunehmende Individualisierung der Medizin beschreiben lassen, bei der individuelle genetische Merkmale in die Diagnostik, Therapie und Prävention der Erkrankung des einzelnen Patienten eingehen.

Bei großer intellektueller Beweglichkeit und einem sicheren Gespür für das momentan Notwendige bzw. Mögliche war für Walter Siegenthaler in der Inneren Medizin bis zuletzt nichts zu neu, um nicht verstanden und diskutiert zu werden.

Ein weiterer herausragender Aspekt im Lebenswerk von Walter Siegenthaler war die Förderung des akademischen Nachwuchses durch persönliche Beratung und Unterstützung von zahllosen Medizinstudenten im In- und Ausland.

Ein sichtbares Zeichen dieser Motivation ist u. a. die von ihm 2003 eingerichtete Walter-und-Gertrud-Siegenthaler-Stiftung, durch die Medizinstudenten, Assistenten und Habilitierte der Medizinischen Fakultät der Universität Zürich gefördert und ausgezeichnet werden. Besonders glücklich war er immer, wenn er mehrere Generationen von Medizinern um sich hatte, wobei er am liebsten mit Medizinstudenten und jungen Assistenten diskutierte und sich in deren Kreis bewegte.

Über das Gelingen eines Lebens und das Außergewöhnliche und Unverwechselbare einer Persönlichkeit entscheidet letztendlich jedoch nicht nur der äußere Erfolg. Ich möchte deshalb versuchen, die Frage zu beantworten, was über den beruflichen Erfolg hinaus Walter Siegenthaler besonders prägte und unvergesslich macht.

Hier nenne ich zuerst und vor allem seine absolute Ehrlichkeit, Offenheit und Verlässlichkeit gegenüber seinen Patienten, Freunden und denen, die ihm nahestanden. Auf seinen Rat und sein Engagement, egal in welcher Angelegenheit oder Funktion, konnte man sich absolut verlassen. Seine Unterstützung war die eines Mäzens, vorbehaltlos und ohne Erwartung einer „Gegenleistung". In allen Facetten seines erfolgreichen Lebens spiegelt sich aber auch die stete Präsenz seiner Ehefrau Gertrud wider. Sie hat ihn während nahezu 40 Jahren bei all seinen Aktivitäten begleitet und unterstützt. Ihr Tod im Jahr 1994 war die wohl einschneidendste Zäsur in seinem Leben und ein Verlust, den er aus meiner Sicht im Innersten nie wirklich überwunden und der ihn nachhaltig geprägt hat. Gegenwärtig ist vielen von uns noch das Dietrich-Bonhoeffer-Zitat, mit dem Walter Siegenthaler das Geburtstagssymposium zu seinen Ehren im Universitätsspital Zürich am 4. Dezember 2008 beendet und alle Anwesenden tief bewegt hat:

„Von guten Mächten wunderbar geborgen,
erwarten wir getrost, was kommen mag.
Gott ist mit uns am Abend und am Morgen
und ganz gewiss an jedem neuen Tag."

Dass seine letzte Lebensphase von schwerer Krankheit bestimmt und er schließlich nur noch ein Schatten seines früheren Selbst war, war für ihn und für alle, die ihm nahestanden, eine tragische Fügung. Er hat nie geklagt oder Mitleid gesucht. In vorbildlicher Weise, unterstützt durch seine Schwester Anna Wälti-Siegenthaler und ihren Mann Ernst Wälti, die Familie Siddique und Frau Dr. Silvia Hofer, hat er dieses Schicksal mit der für ihn charakteristischen Disziplin und Tapferkeit angenommen. So hat er zum einen keine Erfolg versprechenden therapeutischen Maßnahmen konsequent abgelehnt. Gleichzeitig hat er in bewundernswerter und für ihn typischer Weise die Zeit nach seinem Tod bis in größte Details vorbereitet und geplant. Nach seinem Lebensprinzip der „Vita activa" hat er deshalb den nahenden Tod nicht als bedrohenden Schrecken, sondern eher als eine Erlösung empfunden.

Abschiednehmen bedeutet sich erinnern. Wir erinnern uns an die außergewöhnliche Arztpersönlichkeit Walter Siegenthaler, den Mediziner aus Leidenschaft, den begabten Hochschullehrer und Herausgeber von „Lehrbüchern für das Medizinerleben", wie sie von begeisterten Medizinstudenten und Ärzten bezeichnet werden. Er hat durch Fleiß, Beharrlichkeit und Originalität ein übergroßes Lebenswerk geschaffen, das weit über die Schweiz hinaus hohe Anerkennung erfahren hat.

So erinnern wir uns an Walter Siegenthaler als eine große Arztpersönlichkeit, einen unvergesslichen Lehrer und unersetzlichen Kollegen, Mentor und Freund. Er hat vielen von uns etwas Besonderes und Bleibendes von sich gegeben, das in Erinnerung in uns weiterleben wird.

Verleihung des Ernst Jung-Preises für Medizin 2010
Verleihung der Ernst Jung-Medaille für Medizin in Gold 2010
Verleihung des Ernst Jung-Karriere-Förder-Preises
für medizinische Forschung 2010

Einladung zur Verleihung
»Ernst Jung-Preis für Medizin«
»Ernst Jung-Medaille für Medizin in Gold«
»Ernst Jung-Karriere-Förder-Preis für medizinische Forschung«

2010

21. Mai 2010 · Grand Elysée Hotel Hamburg

21. Mai 2010 · 15.00 Uhr · Grand Elysée Hotel Hamburg

Eröffnung

Nikolaus W. Schües

Vorsitzender des Vorstandes der Jung-Stiftung für Wissenschaft und Forschung

Grußwort

Fritz Horst Melsheimer

Vorsitzender des Vorstandes der HanseMerkur Krankenversicherung AG und Vizepräses der Handeskammer Hamburg

Ernst Jung-Preis für Medizin 2010

Laudatio	Annahme und Dank
Professor Dr. med. Wulf Palinski	Professor Stephen G. Young, MD
Mitglied des Kuratoriums der Jung-Stiftung für Wissenschaft und Forschung	*University of California, Los Angeles*
Professor Dr. med. Dr. rer. nat. Thomas Jentsch	Professor Peter Carmeliet, MD, PhD
Mitglied des Kuratoriums der Jung-Stiftung für Wissenschaft und Forschung	*Vesalius Research Institute, Universität Leuven*

Ernst Jung-Medaille für Medizin in Gold 2010

Laudatio	Annahme und Dank
Professor Albert Osterhaus, DVM PhD	Professor Dr. med. Klaus Rajewsky
Mitglied des Kuratoriums der Jung-Stiftung für Wissenschaft und Forschung	*Havard Medical School, Boston*

Ernst Jung-Karriere-Förder-Preis für medizinische Forschung 2010

Laudatio	Annahme und Dank
Professor Dr. med. Dr. h. c. Markus W. Büchler	Dr. med. Annett Halle
Mitglied des Kuratoriums der Jung-Stiftung für Wissenschaft und Forschung	*Charité-Universitätsmedizin, Berlin*

Musikalischer Rahmen

TIME for Harp

Anschließend Empfang

MUSIKALISCHE DARBIETUNG

anläßlich der Verleihung des   ***Ernst Jung-Preises für Medizin 2010***

der Verleihung der   ***Ernst Jung-Medaille für Medizin in Gold 2010***

und der Verleihung des   ***Ernst Jung-Karriere-Förder-Preises für medizinische Forschung 2010***

am Freitag, 21. Mai 2010

Time for Harp PRÄSENTIERT

Story Bobo-Bobo
Dreaming of you Sneaking Cat
Gagtime Chinenco

Aufführende   Ulla van Daelen – Harfe
Klaus Mages – Percussion & Bass

Eröffnung

Nikolaus W. Schües

Sehr verehrte Damen, verehrte Preis- und Medaillenträger, sehr geehrter Herr Vizepräses Melsheimer, meine Herren,

mit großer Freude heiße ich Sie alle sehr herzlich willkommen zu der heutigen Preisverleihung unserer Jung-Stiftung für Wissenschaft und Forschung, am Wochenende vor Pfingsten, wohl wissend, dass hierdurch ein besonderes Zeichen Ihrer Zuneigung und Verbundenheit zu und mit unserer Stiftung zum Ausdruck kommt. Wir bemühen uns bekanntlich, diese Festveranstaltung in zeitlicher Nähe zum 18. Mai, dem Geburtstag von Ernst Jung, abzuhalten.

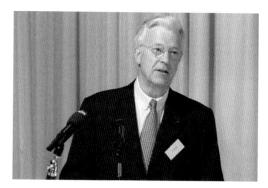

Nikolaus W. Schües

Ich begrüße Sie heute letztmalig im Namen des Vorstandes, weil Herr Jung in unserer Satzung richtigerweise festgeschrieben hat, dass der Vorsitzende an seinem 75. Geburtstag ausscheidet, und das wird für mich am 2. Februar 2011 der Fall sein.

Ich bin unserer Stiftung seit 1987 als Mitglied des Vorstandes eng verbunden, seit fünf Jahren als deren Vorsitzender. In diesen vielen Jahren habe ich manches gelernt und erfahren, viele bedeutende Persönlichkeiten aus der Welt der Medizin kennen und schätzen gelernt.

Stiftungen sind auf den unterschiedlichsten Gebieten tätig, die Jung-Stiftung für Wissenschaft und Forschung konzentriert sich auf die Förderung der Humanmedizin. Die Forschungserfolge in den vergangenen 34 Jahren, in denen unsere Stiftung ihren Stiftungszweck erfüllt hat, also Preise und Stipendien vergeben hat, sind überwältigend beeindruckend und diese Entwicklung geht rasant weiter.

Aber wir müssen achtsam bleiben, welche Folgen sich daraus ergeben: Unsere Gesellschaft vergreist, unsere demografische Entwicklung ist erschreckend, die Weltbevölkerung wächst exponentiell. Ein Hauptcharakteristikum unserer Zeit ist ja überhaupt, dass eine ungeheure Beschleunigung auf fast allen Gebieten stattfindet. Können wir mit diesen Entwicklungen immer richtig umgehen? Ist es verwunderlich, dass, wie gelegentlich zu entdecken, die Zukunft oft schon da ist,

bevor wir uns ihr gewachsen fühlen? Seien wir bitte wachsam, dass exponentielles Wachstum, egal auf welchem Gebiet, sei es in der Biologie, der Chemie und auch in der Physik, nicht in eine Katastrophe führt, weil wir versucht sein könnten zu meinen, unser Planet erlaube uns alles.

Ist es nicht erschütternd, dass die Bevölkerungsexplosion in vielen Ländern droht, unsere Möglichkeiten weitgehend zunichtezumachen, durch Fortschritt aus dem Teufelskreis von Krieg, Armut und Elend herauszukommen?

Auch in den Industrieländern können sich überschlagende Entwicklungen uns überfordern, die politische und soziale Bewältigung zu beherrschen. Was ich gelernt habe in den vielen Gesprächen mit unseren herausragenden Laureaten, ist das Bewusstsein, dass uns in Zukunft nichts mehr schaden kann als der Mangel an Einsicht in unser Nichtwissen, der Mangel an Ehrfurcht, an Bescheidenheit und Zurückhaltung, ja auch an Demut und an Nächstenliebe.

Wir behalten also ununterbrochen große Aufgaben vor uns, in allen Ländern, wir müssen uns unentwegt einsetzen für eine nachhaltige Besinnung auf ethische und moralische Werte; das gilt für wirtschaftliches und für wissenschaftliches Handeln gleichermaßen.

Ich wünsche unserer ständig wachsenden Jung-Familie und allen ihren Freunden, also Ihnen, meine Damen und Herren, dass unsere Stiftung in diesem Sinne für lange Zeit ihren Beitrag leistet für friedliche Forschung, die den Menschen und der Völkerverständigung dient auf der Basis gesunden Menschenverstandes.

Zum Abschluss hier nun die Ankündigung für das kommende Jahr: Die nächste Preis- und Medaillenverleihung wird am Freitag, den 6. Mai 2011 um 15:00 Uhr in der Handelskammer Hamburg stattfinden.

Lieber Herr Melsheimer, ich möchte nun Sie bitten, zu uns zu sprechen.

Grußwort

Fritz Horst Melsheimer

Sehr geehrter, lieber Herr Schües, verehrte Preisträger, meine sehr verehrten Damen und Herren,

es ist für mich eine große Ehre und Freude zugleich, heute das Grußwort zu halten. Bevor ich jedoch auf mein eigentliches Thema *Gesundheitswirtschaft* zu sprechen komme, beglückwünsche ich den Vorstand und das Kuratorium zu der Arbeit der Jung-Stiftung für Wissenschaft und Forschung. Gerade in einer Zeit, da der Staat die Grenzen seiner Leistungsfähigkeit erreicht hat, bekommen Stiftungen eine immer größere Bedeutung, denn sie übernehmen gesamtgesellschaftliche Verantwortung.

Nun zu meinem Thema *Gesundheitswirtschaft*. Ich werde Ihnen einige Gedanken vortragen aus Sicht eines überzeugten Unternehmers, eines marktwirtschaftlich denkenden und handelnden Menschen ohne sozialpolitische Färbung. Zuallererst habe ich für Sie eine gute Botschaft: Die Gesundheitsversorgung im stationären und ambulanten Bereich ist in Deutschland exzellent. Die deutsche Gesundheitswirtschaft erbringt einen hohen gesellschaftlichen und volkswirtschaftlichen Nutzen. Deutschland verfügt im internationalen Vergleich über eine überdurchschnittlich große Zahl an gut ausgebildeten Ärzten, Pflegepersonal und Krankenhausbetten und damit über eine leistungsfähige Strukturqualität.

Dennoch haben wir ein zentrales Problem: die Finanzierung der Gesundheitsversorgung. Die Einnahmen der Krankenversicherung reichen nicht aus, die Leistungen zu finanzieren. In den letzten 20 Jahren haben wir 7 Gesundheitsreformen erlebt – das bedeutet alle 3 Jahre eine Reform. Nach dem Gesetz der Serie ist dieses Jahr eine weitere Reform auf der Agenda.

Alle diese Reformen hatten letztlich nur ein Ziel: Wie können wir die Kosten im System senken? Die Antwort war zumeist das Herauslösen von Leistungen aus dem Finanzierungssystem. Ziel der Gesundheitspolitik muss es aber sein, die Finanzierung der Gesundheitsversorgung auf eine dauerhaft solide Grundlage zu stellen.

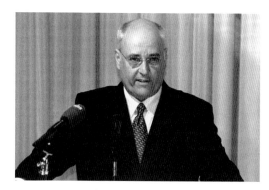

Fritz Horst Melsheimer

Meine sehr verehrten Damen und Herren, die Finanzierung unseres Gesundheitsversorgungssystems in der gesetzlichen Krankenversicherung – und dies betrifft 90% der Bevölkerung – muss grundlegend erneuert werden.

Lassen Sie mich an dieser Stelle 3 Thesen aufstellen:
1. Der bestehende Generationenvertrag wird nicht halten.
2. Das Finanzierungssystem der gesetzlichen Krankenversicherung entspricht eher dem System einer Planwirtschaft als dem der Marktwirtschaft.
3. Die Kosten für die Gesundheitsversorgung werden auch in Zukunft stärker steigen als die verfügbaren Einkommen.

Zu meiner ersten These: Im Bewusstsein haben wir noch nicht realisiert, dass wir keine junge Gesellschaft mehr sind. Das Durchschnittsalter der Bundesbürger liegt heute bei gut 43 Jahren. 1960 lag es bei knapp 35 Jahren. In 20 Jahren werden mehr Menschen zwischen 60 und 80 Jahre alt sein als zwischen 20 und 40.

1970 kamen auf 100 Personen im erwerbsfähigen Alter 25 Rentner – 2030 dürften es mehr als 50 sein. Der demografische Wandel wird bei der gesetzlichen Krankenversicherung sowie bei der Pflegeversicherung dazu führen, dass die Zahl der Beitragszahler, die im produktiven Arbeitsprozess stehen, immer weiter sinken wird.

Im Jahre 2008 haben Rentner ca. 22% der Einnahmen, jedoch fast 50% der gesamten Ausgaben in der GKV verursacht. Die Gesundheitsausgaben sind bei einem 60-Jährigen im Vergleich zu denen eines 20-Jährigen im Durchschnitt mehr als doppelt so hoch.

In Zukunft muss eine immer kleiner werdende Gruppe von Einzahlern eine immer größer werdende Anzahl von Rentnern mit deutlich höheren Gesundheitsausgaben finanzieren. Das wird unter den bestehenden Rahmenbedingungen nicht gelingen. Daher sage ich Ihnen: Der Generationenvertrag wird nicht halten. Ohne die Berücksichtigung der demografischen Entwicklung ist eine nachhaltige Finanzierung des Systems nicht gesichert. Eine Lösung könnte sein, Rücklagen für die Gesundheitsversorgung im Alter aufzubauen.

An dieser Stelle verzeihen Sie es mir bitte, wenn ich die Vorteile der privaten Krankenversicherung herausstelle. Die PKV ist demografiefest. Hier haben 8,7 Mio. Bürger 115 Mrd. Euro Rücklagen für das Alter angespart. Würde dies als Vergleich für die 73 Mio. gesetzlich Krankenversicherten herangezogen, müsste hier eine Alterungsrücklage von rd. 1000 Mrd. Euro nachfinanziert werden. Das ist völlig illusorisch. Damit hätte man vielleicht vor 50 Jahren beginnen müssen. Heute geht das nicht mehr. Es gibt nur eine Lösung: Wir müssen den Bürgern sagen, dass sie einen höheren Anteil ihres Einkommens für Gesundheit ausgeben müssen, wenn wir keinen Qualitätsverlust in der Gesundheitsversorgung in Kauf nehmen wollen.

Nun zu meiner zweiten These: Das Finanzierungssystem der GKV entspricht eher dem System der Planwirtschaft als dem der Marktwirtschaft. Als Patienten kennen die Bürger nur die Leistungen, sie kennen aber nicht die Preise oder die Kosten, die sie verursachen. In keinem anderen Bereich unserer sozialen Marktwirtschaft ist das der Fall. Warum gibt es in der Gesundheitsversorgung so gut wie keine Transparenz in puncto Qualität? Warum gibt es keinen echten Wettbewerb unter den Leistungserbringern? Nichts kann Effizienz so sehr fördern wie die wichtigsten Elemente eines funktionierenden Marktes: nämlich Preise, Leistungen, Transparenz und Wettbewerb.

Da in der Politik leider sehr viel Ideologie mitspielt, sehe ich heute wenig Erfolgsaussichten für eine Systemänderung.

Nun zu meiner dritten These: Die Kosten für die Gesundheitsversorgung werden auch in Zukunft stärker steigen als die verfügbaren Einkommen. Seit mehr als 20 Jahren steigen die Gesundheitsausgaben jedes Jahr stärker als das Bruttoinlandsprodukt. Deutlich mehr als 10% des BIP sind heute Gesundheitsausgaben. Alle Prognosen sehen eine Fortsetzung dieses Trends.

Wichtigster Treiber für steigende Gesundheitsausgaben ist der medizinisch-technische Fortschritt. Fast drei Viertel der Ausgabensteigerungen entfallen hierauf. Wir alle profitieren von diesen herausragenden Innovationen der letzten Jahrzehnte. Wer möchte auf die Erfindung der Computertomografie oder auf die Magnetresonanztomografie verzichten? Dieser medizinisch-technische Fortschritt geht weiter und bringt letztlich mehr Qualität in die medizinische Versorgung und unser Leben. Wir können uns darüber nur freuen. Hier müssen wir den Bürgern dann aber auch sagen: Wer von diesem Fortschritt profitieren will, muss bereit sein, mehr dafür zu bezahlen.

Meine Damen und Herren, zum Schluss möchte ich gerne 2 Sätze zur Gesundheitsmetropole Hamburg sagen: Als Leiter des Arbeitskreises Gesundheitswirtschaft in der Handelskammer haben wir uns an dem vom Bundesministerium für Bildung und Forschung ausgeschriebenen Wettbewerb „Gesundheitsregionen der Zukunft" beteiligt. Unter der Überschrift „Gesundheits-Metropole Hamburg – Netzwerk Psychische Gesundheit" gehört Hamburg zu den 5 Gewinnern. Insgesamt 85 Regionen hatten sich beworben. Das Projekt hat 8 Mio. Euro an Fördergeldern gewonnen.

Das Projekt „Netzwerk Psychische Gesundheit" nimmt sich eines Forschungs- und Versorgungsfeldes an, das hohe gesellschaftliche, ökonomische und ethische Bedeutung hat. Menschen mit psychischen Erkrankungen leiden häufig auch unter unzureichender medizinischer Behandlung und sozialer Stigmatisierung – mit immensen Auswirkungen auf die persönliche Teilhabe am Leben, das soziale Umfeld und das berufliche Engagement. Die nachhaltige Verbesserung der psychischen Gesundheit der Hamburger Bevölkerung ist daher eine strategische Herausforderung, der wir mit diesem Projekt begegnen wollen.

Hier schließt sich der Bogen der Gesundheitsmetropole Hamburg zur Jung-Stiftung: die Förderung herausragender Leistung.

Zum Schluss gratuliere ich den Preisträgern der Jung-Stiftung für Wissenschaft und Forschung herzlich und Ihnen, meine Damen und Herren, danke ich für Ihre Aufmerksamkeit.

Laudatio

Professor Wulf Palinski MD FRCP auf Professor Stephen G. Young MD

Sehr geehrter Herr Schües, liebe Mitglieder des Vorstands und Kuratoriums, sehr geehrte Laureaten, meine Damen und Herren!

Dem Ersten gebührt seit eh und je besondere Ehre, bei der Entdeckung neuer Gebiete ebenso wie in der Wissenschaft. Doch während ein Berg nach seiner Erstbesteigung zu Recht als bezwungen gilt, haben sich durch medizinische Forschungsdurchbrüche erweckte Hoffnungen oft nur teilweise erfüllt. Hinter der neu aufgestoßenen Tür liegt meist ein weites Feld neuer Herausforderungen.

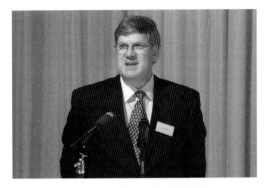

Laudator Professor Wulf Palinski MD FRCP

Ein klassisches Beispiel hierfür sind die Störungen des Lipidstoffwechsels, die zu erhöhtem Cholesterin- oder Triglyzeridspiegel im Blut führen. Erhöhtes Cholesterin ist eine wesentliche Ursache der Arteriosklerose, die durch ihre akuten Folgen, Herzinfarkte und ischämische Schlaganfälle, eines der wichtigsten medizinischen Probleme der westlichen Welt darstellt. Die Aufklärung wesentlicher Aspekte des Lipidstoffwechsels durch die Nobelpreisträger Joseph Goldstein und Michael Brown und die Entwicklung hochwirksamer cholesterinsenkender Medikamente hat viele dazu verleitet, dieses Gebiet für weitgehend abgeschlossen zu betrachten. Doch auch bei optimaler Therapie hat sich die kardiovaskuläre Mortalität und Morbidität um weniger als 45% verringert. Grund genug also, weiter zu forschen.

Und dies gibt mir die Ehre, Ihnen Herrn Professor Stephen Young vorzustellen, einen der beiden Empfänger des diesjährigen Ernst Jung-Preises für Medizin. Professor Youngs brillante Arbeiten sind ein Beispiel, wie sich aus systematischer Basisforschung auf einem bereits „erschlossenen" Gebiet bedeutsame neue Einsichten nicht nur für die bekannten Krankheitsbilder, sondern auch für andere Pathologien gewinnen lassen, in diesem Fall für die vorzeitige Alterung.

Stephen Young studierte zunächst an der Princeton University in New Jersey mit Schwerpunkt Geschichte. Nach anschließendem Medizinstudium an der Washington University in St. Louis und fachärztlicher Weiterbildung in Innerer Medizin und Kardiologie an der University of California in San Francisco und San Diego begann er 1984 seine wissenschaftliche Tätigkeit mit der Entwicklung monoklonaler Antikörper gegen Apolipoproteine.

Apolipoproteine liegen auf der Oberfläche von Lipoproteinen, also jener Partikel, die die wasserunlöslichen Fette im Blut transportieren. Eines dieser Apolipoproteine, das Apo B der sog. Low-Density-Lipoproteine (LDL), ist von besonderer Bedeutung, weil es an LDL-Rezeptoren der Zelloberfläche bindet und so die Aufnahme des LDL in die Zellen ermöglicht. Mittels monoklonaler Antikörper gegen verschiedene Regionen des riesigen, aus 4500 Aminosäuren bestehenden Apo B konnte Stephen Young zunächst den Bereich identifizieren, der für die Bindung an den LDL-Rezeptor verantwortlich ist. Es war daher zu erwarten, dass Mutationen in diesem Bereich die LDL-Aufnahme hemmen und den Cholesterinspiegel erhöhen.

Nach seinem Wechsel an das Gladstone Institute of Cardiovascular Research in San Francisco konnte Young dies auch experimentell nachweisen. Seine Arbeiten, die in renommierten wissenschaftlichen Zeitschriften wie *Science* veröffentlicht wurden, führten zur Identifizierung vieler neuer Apolipoprotein-Mutationen und zur Entdeckung der „Reading Frame Restoration", eines

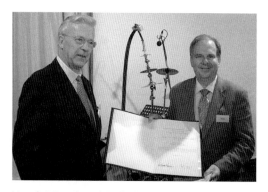

Herr Schües überreicht Professor Young den Preis

natürlichen Mechanismus, mit dem Mutationen der DNS-Erbinformation unter bestimmten Voraussetzungen korrigiert werden. Andere Gruppen wiesen später nach, dass dieser Mechanismus auch in anderen Erberkrankungen eine Rolle spielt – sehr zur Erleichterung von Professor Young, denn neue Hypothesen und unerwartete Ergebnisse stoßen anfänglich oft auf erhebliche Skepsis.

Da sich komplexe Stoffwechselkrankheiten am Menschen oder *in vitro* nur begrenzt untersuchen lassen, entwickelte er in den folgenden Jahren eine Vielzahl transgener Mausmodelle, die unser Verständnis verschiedener Apolipoproteine und ihrer Bedeutung wesentlich mitgeprägt haben. Für Experten seien hier nur erwähnt die gleichzeitige Überexpression von Apo B und Lp(a), die es ermöglichte, die Rolle des kardiovaskulären Risikofaktors Lp(a) zu untersuchen, der Knockout des Microsomal-Transfer-Proteins, der die essenzielle Rolle dieses Proteins für die Bildung von Chylomikronen bewies, sowie das Modell reversibler Apo-B-Überexpression.

Aus deutscher Sicht veranschaulichen diese Erfolge auch die Stärke eines Systems, das es Medizinern ermöglicht, Grundlagenforschung auf höchstem Niveau an einem reinen Forschungsinstitut mit begrenzter klinischer Tätigkeit und einer Universitätslaufbahn zu verbinden.

So bedeutend die bisher beschriebenen Arbeiten auch sind, so repräsentieren sie doch nur einen von 3 Gründen für die Verleihung des Ernst Jung-Preises an Professor Young. Die beiden anderen Gründe entstanden seit seinem Wechsel an die University of California, Los Angeles, wo er seit 2004 Professor und Mitglied des Executive Committee des Departments of Medicine ist. Dort entdeckte er ein neues Protein mit dem ein-

prägsamen Namen „Glycosylphosphatidylinositol-anchored high Density Lipoprotein-binding Protein 1" (GPIHBP1). Wie seine weiteren Arbeiten ergaben, spielt dieses Protein eine wesentliche Rolle für den Transport von Triglyzeriden aus dem Inneren zirkulierender Lipoproteinpartikel durch die Wand der Kapillargefäße hindurch zu benachbarten Muskel- oder Fettzellen.

Dieser Vorgang erfordert das Zusammenwirken von 2 Faktoren: Der erste, Apolipoprotein C-II, ist Bestandteil der triglyzeridreichen Lipoproteine, der zweite ist das Enzym Lipoproteinlipase. Letzteres wird durch das von Professor Young entdeckte Protein durch die Endothelzellen transportiert und auf der Seite des Gefäßlumens gebunden, wo es mit Apo C-II interagieren kann. Ist dieser Prozess durch Mutation eines der beteiligten Partner gestört, kommt es zu einem Rückstau der Triglyzeride im Blut und zu klinischen Folgen bis hin zur akuten Bauchspeicheldrüsenentzündung. Die klinischen Manifestationen sind seit Langem bekannt, aber die essenzielle Rolle des Transportproteins wurde erst durch die bahnbrechenden Arbeiten von Professor Young und seinen Mitarbeitern identifiziert. Wenn es sich bestätigt, dass ein verringerter Transport von Lipoproteinlipase wesentlich zu Hypertriglyzeridämien im Menschen beiträgt, bieten die Transportmechanismen ein neues therapeutisches Ziel.

Die letzte besonders hervorzuhebende Leistung von Professor Young sind seine Arbeiten über isoprenylierte Proteine und die an der Isoprenylierung beteiligten Enzyme, insbesondere Zmpste24. Ich bitte Sie um Entschuldigung für all diese Zungenbrecher. Rücksichtname auf die Zuhörer wird in der wissenschaftlichen Namensgebung leider klein geschrieben. Isoprenylierte Proteine entstehen während der Biosynthese von Cholesterin und tragen ihrerseits zur posttranslationalen Modifikation wichtiger Signalfaktoren bei.

Somit lag es für einen Lipidforscher nahe, sich mit ihnen zu beschäftigen, doch nahm der Weg bald eine unerwartete Wende in Richtung Progeria, einer verfrühten Alterungserkrankung. Das von Professor Young untersuchte Enzym wandelt isoprenyliertes (genauer gesagt, farnesyliertes) Prelamin in eine stabile Endform, Lamin A, um. In Abwesenheit des Enzyms akkumuliert die isoprenylierte Vorstufe an der Wand der Zellkerne und deformiert sie. Mäuse, denen das Enzym fehlt, entwickeln ein Bild vorschneller Alterung, das der menschlichen Progeria entspricht. In einer vor Kurzem in *Science* veröffentlichten tierexperimentellen Studie konnte Professor Young zeigen, dass eine Hemmung der Farnesylierung zur Abnahme des toxischen Prelamins führt und die vorschnelle Alterung vollständig verhindert. Selektive Hemmung der Farnesylierung könnte daher in Frühstadien der Progeria von therapeutischem Nutzen sein, was zurzeit in klinischen Studien geprüft wird.

Auch in anderen Bereichen war Professor Young nicht untätig. So war er maßgeblich am Aufbau des staatlich finanzierten BayGenomics Consortiums beteiligt, das mittels „Gene-Trapping" bereits 3500 Gene in embryonalen Stammzellen der Maus ausgeschaltet hat. Diese Stammzellen werden dann anderen Gruppen zur Erforschung der jeweiligen Gene zur Verfügung gestellt. Zudem ist Professor Young ein angesehener Lehrer und Mentor. Viele seiner früheren Post-Doktoranden und Mitarbeiter sind inzwischen selbst etablierte Wissenschaftler in den USA und auch in hier in Deutschland.

Professor Young ist daher ein würdiger Preisträger und zudem ein Forscher, der auch in der Zukunft noch Großes zu leisten verspricht. Wir wünschen ihm und seiner Familie, die ihm in all den mühevollen Forschungsjahren treu zur Seite stand, alles Gute und weiterhin viel Erfolg.

Die Jung-Stiftung für Wissenschaft und Forschung
verleiht auf Vorschlag
des hierfür berufenen Kuratoriums den

ERNST JUNG-PREIS FÜR MEDIZIN 2010

in Höhe von 150.000 EURO

Herrn Professor
Stephen G. Young, MD

Herr Professor Young erhält den Preis in Würdigung und zur Fortsetzung seiner hervorragenden Forschungsarbeiten auf dem Gebiet des Lipidstoffwechsels, insbesondere bezüglich der Aufklärung genetischer Apolipoprotein-Defekte, des Triglycerid-Transportmechanismus sowie der Rolle von farnesyliertem Prelamin A in der vorzeitigen Alterung.

Hamburg, den 21. Mai 2010

VORSITZENDER DES VORSTANDES   VORSITZENDER DES KURATORIUMS

Annahme und Dank

Professor Stephen G. Young MD

Thank you! I am very grateful to the Trustees and Executive Board of the Jung Medical Foundation. Receiving the 2010 Ernst Jung Medical Award is the highlight of my career and is humbling, given the distinguished past recipients of this award and the other awardees this year, Peter Carmeliet and Klaus Rajewsky. For many years, the other award recipients have been inspirational to me.

I shouldn't go further without thanking my wife, Lorraine, who is here today. She is my best friend and has consistently supported my career. On top of that, she is a spectacular mom and physician. My three children have also been great supporters of my career.

It is a shock to receive this award. My being here is improbable. I grew up in Kansas where I never once encountered a scientist. At Princeton, I majored in history, not biochemistry. As a medical student, I focused entirely on clinical medicine. Given that background, it is astonishing to be here.

Looking back, however, there were clues that I might become a scientist – all so subtle that they never registered with me. At Princeton, I chose to study the history and philosophy of science, and I was lucky enough to be taught by the best – Charles Gillispie, Thomas Kuhn, and Carl Hempel. My most vivid memories of learning at Princeton involved trying to understand scientific discovery and progress. Also, though I was intent on becoming a practicing doctor, my favorite professors in medical school were always the basic scientists. In hindsight, these were clues that I would ultimately find a career in science.

My life as an investigator began at UCSD, with Joseph Witztum as my mentor. We embarked on some new topics in lipid metabolism and were lucky enough to make some discoveries. But while the discoveries were gratifying, I quickly learned that the next hypothesis was invariably more gratifying than any of my past discoveries. This "infatuation with my next hypothesis" meant that I was trapped. I had no choice but to

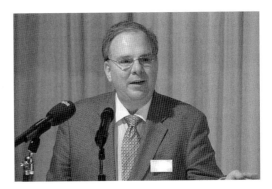

Preisträger Professor Stephen G. Young

go to work everyday and test my next hypothesis. Thus, my career in science was set in stone.

I have been blessed by a string of talented young colleagues in my laboratory. Some would call them "trainees", but I always considered them "colleagues". We have always pursued our hypotheses with levity.

At UCLA, I have teamed up with Loren Fong, Catherine Coffinier, Shell Yang, and Anne Beigneux. They are wonderful scientists. On many occasions, their insights and perseverance have been greater than mine, so they deserve great credit for this award.

Our work at UCLA has gone well. Long-dormant but deeply embedded memories from my medical school education have found new life at UCLA. As a student, I read and reread a brief chapter on progeria, a premature aging syndrome in children. I marveled that such a syndrome could exist! At UCLA, we formulated a novel hypothesis – that a lipid modification of a nuclear protein might be the key to this disease, and perhaps also to disease treatment. Inhibitors of this lipid modification have proved efficacious in animals, and human clinical trials are now under way.

Also, as a medical student, I learned that babies are sometimes born with severe developmental brain defects, with disorganized layering of neurons in the brain. At UCLA, we have identified critical roles for the B-type lamins in the layering of cortical neurons. Our work will initiate a new chapter on relevance and function of these proteins.

As a student, I also read and reread chapters on plasma triglyceride metabolism. I remember being disappointed by these chapters. Some of the key pieces of the puzzle were missing. Also, the explanations in the textbooks, which had been accepted for decades, simply did not make sense. Now, 30 years later, we are finally identifying the pieces to the puzzle. We identified a previously unknown endothelial cell protein that is required for the metabolism of triglycerides in the blood. With this discovery, the metabolism of triglycerides is starting to make sense. Also, our discovery explains why some people have high levels of triglycerides in their blood.

Each of our recent discoveries has been gratifying, but again, the hypotheses before us are more gratifying. That is what we think about each morning. Our new hypotheses, combined with sharpened capabilities, mean that our best work lies ahead.

I again want to express my gratitude to the Trustees and Executive Board of the Jung Foundation. This award is important. The NIH has been generous in supporting our work, but future of NIH funding is unclear. The Ernst Jung award will allow us to pursue our hypotheses, and hopefully, to find explanations and treatments for disease. Also, this award will allow me to share my excitement for medical research with younger colleagues. Thank you!

Laudatio

Professor Dr. med. Dr. rer. nat. Thomas J. Jentsch auf Professor Peter Carmeliet MD PhD

Meine Damen und Herren, sehr geehrter, lieber Herr Schües, liebe Kollegen vom Kuratorium und vor allem sehr geehrte, liebe Preisträger, liebe Frau Halle, lieber Herr Rajewsky, lieber Herr Young, lieber Herr Carmeliet,

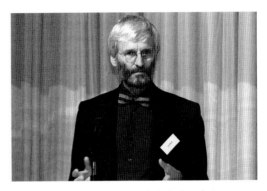

Professor Thomas J. Jentsch bei der Laudatio

ich habe heute die Ehre und das Vergnügen, Ihnen einen außergewöhnlich vielseitigen und erfolgreichen Wissenschaftler, Herrn Professor Peter Carmeliet vom Vesalius Research Centre der Katholieke Universiteit Leuven, vorzustellen.

Gefäße durchziehen alle unsere Gewebe. Blutgefäße versorgen alle Zellen mit Nährstoffen und Sauerstoff und sorgen für den Abtransport von CO_2 und Stoffwechselprodukten. Arterien verästeln sich immer weiter, bis sie zu Kapillaren werden, die direkt die Zellen erreichen. Von dort geht der Stoffstrom weiter zurück über Venen zum Herzen, das als Pumporgan den Kreislauf in Gang hält. Stoffwechselendprodukte werden zudem vom Lymphsystem abtransportiert, ebenfalls ein komplexes Gefäßsystem, das fast den ganzen Körper durchzieht. Doch Gefäße sind nicht nur Röhren und Transportleitungen, sondern vielmehr selbst komplexe Organe, die aktiv an der Regulierung von Stoffwechselvorgängen beteiligt sind. Im Laufe des Lebens werden Gefäße immer wieder auf-, ab- und umgebaut – ein Vorgang, der präzise kontrolliert werden muss und der lange Zeit völlig rätselhaft war.

Dieses Rätsel faszinierte auch unseren heutigen Preisträger Peter Carmeliet, als er 1991 im Rahmen eines Postdoc-Aufenthalts am Whitehead Institute des MIT in Boston auf einen interessanten Aufsatz stieß. Da war von einem neuentdeckten Gen namens VEGF die Rede, das 1989 von Napoleone Ferrara bei Genetech kloniert worden war und eine wichtige Rolle bei der Ausbildung des Gefäßsystems zu spielen schien, der sogenannten Angiogenese. Er recherchierte weiter und wurde allmählich von diesem Thema derart in den Bann gezogen, dass er beschloss, die Angiogenese zu seinem neuen Forschungsschwerpunkt zu machen.

Die naturwissenschaftliche Grundlagenforschung war nicht das erste Berufsziel von Peter Carmeliet. Bereits als Schüler war er fasziniert gewesen von klassischer Musik und ein begeisterter Querflötenspieler. In diesem Metier hatte er sogar eine Ausbildung abgeschlossen und wollte eigentlich Berufsmusiker werden. Er hatte sogar gute Aussichten auf eine Stelle im belgischen Nationalorchester und spielte dort schon aushilfsweise. Er liebäugelte auch mit den Ingenieurwissenschaften.

Dass er sich schließlich aber doch für ein Medizinstudium entschied, daran war sicher sein Vater nicht ganz unbeteiligt, selbst Medizinprofessor in seiner Heimatstadt Leuven und nach Peter Carmeliets eigener Einschätzung eines seiner wichtigsten Vorbilder. Schon während seines Medizinstudiums in Leuven hatte Peter die Möglichkeit zu vier Praktikumsaufenthalten in den USA, wobei er mehrere Nobelpreisträger kennenlernte und mit ihnen diskutieren konnte. In den USA lernte Carmeliet, wie er selber sagt, „sich auf das Wesentliche zu konzentrieren und das amerikanische *Think big*" – in großem Maßstab denken.

Diese Eindrücke dürften ihn nachhaltig geprägt haben, denn nach dem Studium beschloss er, entgegen dem Rat seiner Freunde und Kollegen, nach zwei Jahren seine Facharztausbildung abzubrechen und sich fürderhin ganz der medizinischen Grundlagenforschung zu widmen.

Doch auch dieser Wechsel glückte und war von günstigen Umständen begleitet. Wiederum an der Universität Leuven lernte er seinen späteren Mentor Desiré Collen kennen, einen der Entdecker des „gewebsspezifischen Plasminogenaktivators", kurz t-PA, einem Protein von enormer medizinischer (und inzwischen auch wirtschaftlicher) Bedeutung, das unter anderem bei dem Abbau von Blutgerinnseln (Thromben) beteiligt ist. Collen ermöglichte ihm einen 3-jährigen Aufenthalt zunächst an der Harvard Medical School und dann am Whitehead-Institut des MIT in Boston, einer der besten biomedizinischen Forschungseinrichtungen der Welt, wo ich übrigens selbst wenige Jahre vor Peter Carmeliet als Postdoc forschte.

Unser Preisträger beschäftigte sich am Whitehead bei Richard Mulligan mit der Herstellung von *Knock-out-Mäusen*. Diese damals noch sehr neue Technik erlaubt es, in Mäusen ganz gezielt Gene auszuschalten oder zu modifizieren. Um es schon vorwegzunehmen – der große Pionier dieser Technik auf dem Gebiet der Immunologie ist Klaus Rajewsky, der heute mit der „Ernst Jung-Medaille für Medizin" ausgezeichnet wird. Peter Carmeliet schaltete am Whitehead bei Richard Mulligan t-PA und auch das verwandte u-PA in Mäusen aus und erhielt hochinteressante Ergebnisse, nicht nur für den Abbau von Thromben. Die Erzeugung und Analyse von Knock-out-(KO-)Mäusen ist eine langwierige Arbeit, sodass Peter Carmeliet diese Ergebnisse erst nach seiner Rückkehr nach Leuven im Jahr 1994 veröffentlichte – gleich als *Nature*-Article – die wohl angesehenste Art zu publizieren.

Wieder zurück in Leuven gelang es Carmeliet, das VEGF-Gen in Mäusen auszuschalten. Für VEGF – dies steht für „Vascular endothelial Growth Factor" – wurde eine wichtige Rolle für Wachstum und Differenzierung von Blutgefäßen vermutet. Der Beweis im Tierversuch stand aber noch aus. Seine KO-Mäuse, bei denen das VEGF-Gen nicht mehr funktionierte, zeigten unterdessen einen vollkommen unerwartet starken Phänotyp. Nicht nur der völlige Verlust von VEGF führte zu schwersten Veränderungen in der Gefäßbildung und damit schon zu embryonalem Tod, sondern sogar im heterozygoten Zustand, bei dem nur eine der beiden Kopien des Gens zerstört wurde, starben die Mäuse bereits im Mutterleib und zeigten Veränderungen der Blutgefäße. Diese spektakuläre Arbeit von Peter Carmeliet wurde ebenfalls (1996) in *Nature* publiziert, direkt vor einer ähnlichen Arbeit über das Ausschalten von VEGF von Napoleone Ferrara, dem Entdecker von VEGF. In dieser zweiten großen Arbeit beschrieb Carmeliet zudem, dass Stammzellen ohne VEGF im Vergleich zu normalen Stammzellen ein drastisch reduziertes Potenzial haben, nach Implantation Tumoren zu bilden. Diese Entdeckung unterstützte die Annahme, dass die Angiogenese auch eine wichtige Rolle bei der Tumorentstehung spielt – eine Hypothese von Judah Folkman, der 1997 mit dem „Ernst Jung-Preis für Medizin" ausgezeichnet wurde. Durch den Knock-out von VEGF wurde nun schlagartig klar, dass dieses Protein eine ganz entscheidende Schlüsselrolle spielt. Diese Arbeit Peter Carmeliets ist inzwischen mehr als 1900-mal zitiert worden!

Nach diesen spektakulären Resultaten fokussierte Peter Carmeliet seine Forschung zum großen Teil auf VEGF und verwandte Wuchsfaktoren. Die Produktion von VEGF wird durch Sauerstoffmangel sehr stark angekurbelt. Peter wollte herausfinden, wie wichtig die Regulation durch Sauerstoffmangel (Hypoxie) ist und schaltete ein entsprechendes Kontrollelement im Mausgen aus – dadurch wird also weniger VEGF produziert, und das Protein wird nicht mehr durch Sauerstoffmangel induziert. Dies führte zu einer völlig unerwarteten Entdeckung: Die Mäuse erschienen zunächst normal, zeigten aber mit zunehmendem Alter Lähmungserscheinungen. Dies war eine Folge des Untergangs der Nervenzellen im Rückenmark, die die Muskeln ansteuern, der sogenannten Motoneurone. Dies konnte einerseits auf einer Minderdurchblutung durch veränderte Gefäßbildung beruhen, andererseits aber auch auf einem direkten Effekt von VEGF auf Nervenzellen – in der Tat haben Nervenzellen auch Rezeptoren für VEGF!

Schon lange waren Forschern die Ähnlichkeiten im Aufbau von Gefäß- und Nervensystem aufgefallen. Erstmals wurden sie bereits von dem berühmten flämischen Anatom der Renaissance, Andreas Vesalius, beschrieben, der übrigens 1551–1553 – wen wundert's: in Leuven! – Medizin studierte. Nach ihm ist das Zentrum benannt, an dem Peter Carmeliet arbeitet. Und nun zeigte sich, dass auch VEGF eine zentrale Rolle in beiden Systemen spielt.

Für Peter Carmeliet war dieses Ergebnis ein Haupttreffer. Als ausgebildeter Mediziner hatte er nun nicht nur die Perspektive des Grundlagenforschers, sondern er konnte seine Erkenntnisse auch gleich mit medizinischen Anwendungen verknüpfen. Durch diese unvorhersehbare Wende stieß Herr Carmeliet in das ihm noch nicht so vertraute Gebiet des Nervensystems vor.

Mit diesem Wissen ergaben sich zugleich zahlreiche Therapieansätze für den Einsatz in der Medizin. So fördert beispielsweise eine zu starke Angiogeneseaktivität Entzündungen und auch Krebsgeschwüre sind in der Regel ungewöhnlich stark durchblutet. In diesen Fällen könnte sich als nützlich erweisen, die Aktivität von VEGF zu hemmen, etwa bei Tumorzellen. Hierzu wurde ein VEGF-Antikörper entwickelt, der heute bereits kommerziell hergestellt und als Therapeutikum eingesetzt wird.

Zu schwache Angiogeneseaktivität dagegen kann zu mangelhafter Durchblutung (Ischämie) führen, ein Symptom zahlreicher Alters- und Zivilisationskrankheiten. Wie schon erwähnt, kommt es bei Mäusen mit experimentell verminderter VEGF-Aktivität zu Symptomen von ALS, der amyotrophen Lateralsklerose, einer fortschreitenden Muskelschwäche (Degeneration der Motoneuronen), unter der u. a. der bekannte Physiker Stephen Hawking leidet. Darauf aufbauend konnte unser Preisträger zeigen, dass kleine Veränderungen in den Kontrollregionen des VEGF-Gens beim Menschen mit der Häufigkeit von ALS korrelieren. Es liegt daher die Vermutung nahe, dass die Gabe von VEGF bei ALS von therapeutischem Nutzen sein könnte. Im Tierversuch ist es Peter Carmeliet bereits gelungen, durch verschiedene Ansätze dieser Art das Fortschreiten von ALS zu verlangsamen. Derzeit finden erste klinische Tests am Menschen statt, mit deren Ergebnissen in den nächsten Jahren zu rechnen ist.

Neben seinen Arbeiten zu VEGF und anderen, verwandten Wuchsfaktoren wie PlGF (= Placental Growth Factor) hat Peter Carmeliet aber auch wichtige Studien zur Blutgerinnung und zur Zellinteraktion von Endothelzellen, die die Blutgefäße innen auskleiden, publiziert. Ich habe mit Interesse und Sympathie festgestellt, dass Peter Carmeliet auch vier Arbeiten zusammen mit seinem Vater Edward publiziert hat, die vorläufig

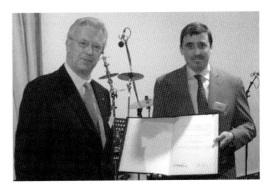

Professor Carmeliet erhält den Preis von Herrn Schües

letzte in diesem Jahr. Auch hier ergibt sich eine Parallele zu unserem Medaillenträger Klaus Rajewsky, der mehrere exzellente Arbeiten zusammen mit seinem Sohn Nikolaus publiziert hat, der in Berlin am MDC arbeitet. Vater und Sohn Carmeliet haben zusammen über die Rolle bestimmter Kaliumkanäle bei vererbbarer Herzrhythmusstörung publiziert.

Für Professor Carmeliet hat sich also der doppelte Karrierewechsel auf jeden Fall ausgezahlt. Derzeit tragen über 370 Veröffentlichungen in Fachzeitschriften seinen Namen, davon mehr als 10 Originalarbeiten in *Nature* oder *Cell* und viele Arbeiten in *Nature Medicine*. Seine Publikationen sind mehr als 30 000-mal zitiert worden. 20 Patente, an denen er beteiligt ist, zeigen auch die wirtschaftliche Attraktivität seiner Forschung. Natürlich sind die Arbeiten von Peter Carmeliet auch schon durch zahlreiche andere Preise ausgezeichnet worden, darunter der „Francqui Prize" und der „Interbrew-Baillet Latour Prize". Inzwischen ist er seinem Mentor Collen auf die Position des Direktors des Vesalius Research Center (VRC) am Flämischen Institut für Biotechnologie (VIB) der Katholischen Universität Leuven gefolgt. Seine Freizeit widmet er seiner Familie (seine drei Kinder sind zwischen 17 und 20 Jahre alt), der Musik und seinem Garten – Letzterem, wie man hört, auch nicht unbedingt weniger akribisch als seiner Forschung. Und so dürfen wir uns sicher auch noch weiter auf überraschende Meldungen von Peter Carmeliet gefasst machen.

Die Jung-Stiftung für Wissenschaft und Forschung
verleiht auf Vorschlag
des hierfür berufenen Kuratoriums den

ERNST JUNG-PREIS FÜR MEDIZIN 2010

in Höhe von 150.000 EURO

Herrn Professor
Peter Carmeliet, MD PhD

Herr Professor Carmeliet erhält den Preis in Würdigung und zur Fortsetzung seiner
bahnbrechenden Forschungsarbeiten in genetisch modifizierten Modellen der Thrombose sowie
kardiovaskulärer Erkrankungen.

Hamburg, den 21. Mai 2010

VORSITZENDER DES VORSTANDES   VORSITZENDER DES KURATORIUMS

Annahme und Dank

Professor Dr. Peter Carmeliet MD PhD

Dear Professor Jentsch, distinguished members of the Stiftung and Jury, honoured colleagues and guests, ladies and gentlemen,

it is a profound honour and a wonderful occasion to be here today. I cannot express sufficiently my gratitude and deep appreciation to accept the Ernst Jung Prize for Medicine, and to have the opportunity to speak to you. I recognize that this award is not bestowed upon me as an individual, but that it is a celebration for my work overall, for the science that has arisen from the efforts of many brilliant students and dedicated technicians, from the inspiring collaborations with colleagues and teaching by mentors, and from the research environment and spirit at the University of Leuven and VIB, which created a soil, without which a seed would not be able to grow. I therefore would like to accept this Prize in trust that I can serve as a representative of all those who participated in this endeavour and contributed to the achievements, recognized today.

I would like to thank Ernst Jung and his Stiftung for a legacy that creates the freedom of acquiring new knowledge and encourages the pursuit of translating new ideas into promising therapeutic avenues. Glancing over the prestigious names of previous awardees not only evokes an intense sensation of great admiration, but also creates a mixed feeling of humbleness, honour and good fortune to be part of this esteemed list.

The Ernst Jung Prize has rewarded a major segment of my life and, as a kind of reflection, I thought it might be interesting to share with you some moments in the journey that were important in becoming and being a scientist, and some of the challenges to reach this stage today. At the same time, I would like to use this opportunity to briefly highlight, in general terms, the focus and medical impact of our more recent

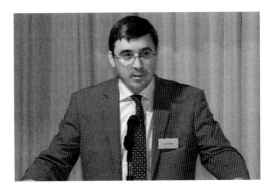

Professor Carmeliet

work, and will develop a few critical themes for the future. During this overview, I will try to give credit to some who have helped me along the way to reach these goals.

Just to start, let's go back more than 40 years, when I had the chance to grow up in a caring family, who primed and fostered an interest in research. My gratitude would be incomplete if I would not acknowledge my mother and father, a scientist himself, for showing me the example and for endlessly shaping a creative environment that nurtured the hunger for science in a young boy, and offered him opportunities and freedom to pursue a dream of becoming a scientist once. My medical studies primed me to keep the vision of our research onto the patient, even though the most fundamental research questions have yielded the greatest translational benefit.

I have been also extremely fortunate to embark on this undertaking together with my wife, a scientist herself, and share with her and the children moments of glory, happiness, frustration and sadness, that are familiar to each of the scientists amongst us. I am also much indebted to my previous mentor, Désiré Collen, who offered me unique opportunities to build a career and has been an example and source of inspiration of how to translate basic research into the development of new medicine.

But the scientific endeavour that I would like to share with you today commenced some 20 years ago, when blood vessels aroused my scientific curiosity and interest. Blood vessels arose in evolution when organisms outgrew the physical limits of oxygen diffusion. They consist of endothelial cells (from the Greek term "ενδo"), lining the blood. Research over the last three decades has shown that the formation of new blood vessels, a process coined angiogenesis, greatly contributes to numerous diseases. Indeed, every cell in our body needs oxygen, which is supplied by blood vessels. In normal health, these blood vessels are silent for years. However, when tissues lack oxygen (ischemia), become inflamed or develop malignant tumors, angiogenesis is rapidly switched on to nourish the tissues with more oxygen. It has been postulated that blocking angiogenesis in cancer and inflammatory disease, or promoting angiogenesis in ischemic heart and other tissue diseases would be novel therapeutic strategies, from which hundreds of millions of people would benefit worldwide.

The mission of our research over the past 20 years has been to understand the molecular basis of this process of angiogenesis, by using genetic techniques in small animal models, and then translate these genetic insights into the development and testing of novel therapeutic avenues. I will illustrate this approach with two examples, that have now advanced to initial clinical testing.

The first example relates to the concept that tumors must switch on angiogenesis to grow and spread. Hence, starving the tumor by blocking its vascular supply, in particular by inhibiting the key angiogenic factor VEGF, has arisen as a novel approach to treat cancer. However, tumors may escape from such anti-angiogenic VEGF-inhibitor therapy, necessitating the development of additional anti-angiogenic strategies. Some 15 years ago, we focused on an angiogenic factor, called placental growth factor (PlGF), that had received very little attention by then and was largely overlooked. Through a series of genetic mouse studies, we discovered that PlGF stimulated angiogenesis in various types of disease, but not in development or healthy conditions. Based on these genetic insights, we developed, in close collaboration with Désiré Collen, anti-PlGF antibodies and showed that pharmacological inhibition of this disease-specific angiogenic factor delays cancer growth, reduces ocular angiogenesis leading to blindness, and decreases the severity of inflammatory disorders, without however inducing toxicity. These preclinical studies constituted the basis to develop a humanized anti-human PlGF monoclonal antibody that is now being evaluated in clinical trials for the treatment of cancer. Future research will have to provide answers to challenges of tumor escape or resistance.

A second example relates to a discovery that the Belgian anatomist Andreas Vesalius made more than five centuries ago. He noticed that blood vessels and nerves often track alongside each other and show remarkable anatomical parallelisms. It now has become clear that vessels and nerves share many more common paths, not only anatomically but also molecularly. Through a serendipitous observation in a genetically engineered mouse, we discovered that the prototypic angiogenic factor VEGF was essential for the health of particular nerve cells. Indeed, low levels of VEGF in mice caused degeneration of those nerve cells that provide the necessary signals for our skeletal muscle to move. Hence, we found that when insufficient VEGF is present, a paralyzing disorder, called amyotrophic lateral sclerosis (ALS), develops in mice and humans. It turned out that VEGF not only stimulates oxygen delivery but also offers direct protection to these neurons. These genetic insights constituted the basis to evaluate and show that VEGF gene or protein therapy prolonged the survival of ALS rodent models. As a result of these preclinical findings, delivery of recombinant VEGF protein in the brain is currently being evaluated in clinical trials as a novel strategy to treat ALS in humans. VEGF delivery has recently achieved recognition as an orphan drug.

With this presentation, I have tried to take you through a brief journey of our laboratory's development of novel pro- or anti-angiogenic targeting studies. This award is not only a memorable recognition of our work, but also gives a higher dimension to the work we do every day; it is also a strong stimulus for us to continue on this path. We intend to invest this award into daring projects, characterized by a level of innovation, which normally makes funding of such projects challenging in their infancy. In the spirit of the Ernst Jung Stiftung, we will further foster the ambition to translate molecular insights into novel therapeutic opportunities.

In closing, I would like to express again my sincere gratitude towards the Jung Stiftung für Wissenschaft und Forschung for the recognition of our work. In appreciation for everything that has remained untold so far, but has been critical to reach this point, I dedicate this award to those, who are the dearest to me in life – my family.

Thank you!

Laudatio

Professor Dr. med. Rolf A. K. Stahl auf Professor Dr. med. Klaus Rajewsky

Sehr geehrter Herr Schües, liebe Mitglieder des Vorstandes und des Kuratoriums der Jung-Stiftung, sehr geehrter Herr Melsheimer, sehr verehrte Gäste,

es ist für mich eine ganz besondere Ehre, heute die Laudatio zur Verleihung der Ernst Jung-Medaille für Medizin in Gold an Herrn Professor Dr. Klaus Rajewsky zu halten, denn die Jung-Stiftung ehrt mit ihm eine überragende Persönlichkeit der biomedizinischen Forschung. Seine Arbeiten, die er selbst im Gebiet der immunologischen Grundlagenforschung angesiedelt hat, haben das Verständnis für die Entwicklung und die Bedeutung der B-Lymphozyten im gesunden Organismus und ihre Rolle bei der Entstehung von B-Zell-Lymphomen, vor allem dem Morbus Hodgkin, geklärt.

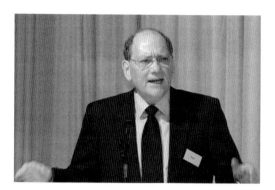

Professor Stahl

Den wahrscheinlich größten Bekanntheitsgrad hat Herr Professor Rajewsky mit der Entwicklung konditionell gendefizienter Mäuse erlangt. Durch die Entwicklung des sog. Cre-lox-Systems ist es möglich geworden, die molekulare Rolle der B-Lymphozyten im Immunsystem zu charakterisieren. Dieses System nutzt die Fähigkeit eines rekombinierenden Enzyms mit dem Namen Cre, Gene in Mäusen zu beseitigen oder zu verstärken, die von Teilen einer Bakteriophagen-DNS, die den Namen loxP tragen, beidseits begrenzt sind. Kreuzt man eine zellspezifische Cre-Maus mit einer genspezifischen loxP-Maus, dann entstehen Tiere, bei denen ein spezielles Gen nur in einem einzigen Zelltyp ausgeschaltet wird. Bei der Entwicklung dieser Technik hat Herr Professor Rajewsky nicht nur seine eigenen Arbeiten an den B-Zellen revolutioniert, sondern er hat die Möglichkeit eröffnet, in jedem ausgewählten Zelltyp des Organismus die Bedeutung einzelner Gene zu untersuchen. Die überragende Bedeutung dieser Methodik sei noch an einem weiteren Beispiel aufgezeigt.

Ist z. B. ein mit der klassischen Knock-out-Methodik induzierter Gendefekt in der Embryonalentwicklung eines Tieres tödlich, dann ermöglicht die Anwendung der Cre-loxP-Technik

die Beseitigung des Gens gezielt in einem Zelltyp, der für die Sterblichkeit nicht verantwortlich ist, schafft aber die Möglichkeit, die Bedeutung dieses Gens bei Krankheitsprozessen eines speziellen Zelltyps zu untersuchen.

Mit Anwendung des Cre-loxP-Systems und anderer Techniken hat Herr Professor Rajewsky in B-Lymphozyten das Umschalten der Synthese der verschiedenen Antikörperklassen, die somatische Hypermutation und die Entwicklung von hochaffinen Memory-Zellen in den Keimzentren der Lymphknoten charakterisiert. Er hat darüber hinaus geklärt, dass die für den Morbus Hodgkin charakteristischen Reed-Sternberg-Zellen sich aus B-Zellen der Keimzentren des Lymphknotens entwickeln und dass B-Zelllymphome ihren Ursprung in den Keimzentren haben.

Aktuell arbeitet die Gruppe von Herrn Professor Rajewsky an der Frage, welche Rolle Mikro-Ribonukleinsäuren bei der Entwicklung des Immunsystems haben, und sie konnte in wegweisenden Arbeiten die kritische Rolle dieser kleinen Ribonukleinsäuren im Immunsystem zeigen. Es sei nur kurz daran erinnert, dass Herr Professor Tuschl vor zwei Jahren für seine Pionierarbeiten auf dem Gebiet der Mikro-RNS mit dem Ernst Jung-Preis für Medizin ausgezeichnet wurde.

Ich könnte noch lange mit großer Begeisterung mit den wissenschaftlichen Leistungen von

Herrn Professor Rajewsky fortfahren, aber ich möchte mich einem weiteren Aspekt in seiner Biografie widmen, wo er, aus meiner Sicht, in Deutschland als Pionier zu gelten hat. Dazu einige Daten aus der Biografie von Klaus Rajewsky. Er hat in Frankfurt/Main Medizin und Chemie studiert. Nach Abschluss des Studiums und einem Fellowship am Institut Pasteur in Paris hat er als wissenschaftlicher Assistent am Institut für Genetik der Universität Köln zu forschen begonnen. Er wurde dort Leiter einer neu eingerichteten Einheit für Immunologie und hat 1970 die Leitung des Instituts für Genetik der Universität Köln übernommen.

Wie es in Deutschland so war und zum Teil noch ist, wenn man als deutscher Beamter 65 Jahre alt wird, muss man aufhören zu arbeiten, gleich, ob man noch leistungsfähig ist oder nicht. Klaus Rajewsky hat das Erlebnis seiner Pensionierung in einem Interview, das er 2001 Karen Birmingham für die Zeitschrift „Nature Medicine", anlässlich seines Wechsels an die Harvard Medical School nach Boston, gegeben hat, so kommentiert: „Die Philosophie in Europa ist so, dass, wenn man im Pensionsalter ist, man sich auch wie ein Pensionär verhalten sollte. Dies unterscheidet uns deutlich von den USA, wo diese Attitüde nicht existiert."

Klaus Rajewsky wechselte im Jahr 2001 von Köln an das Center of Blood Research an die Harvard Medical School und leitet dort das Institut für Immunologische Erkrankungen. Er wurde 2001 zum Professor für Pathologie ernannt und erhielt 2006 den „Endowed Fred S. Rosen Chair of Pediatrics".

Betrachtet man seine wissenschaftlichen Leistungen der letzten 10 Jahre, dann sollte man einen Preis ausschreiben, der das „Post-Pensionswerk" von Herrn Professor Rajewsky auszeichnet.

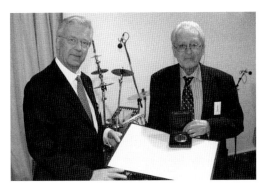

Herr Schües überreicht Professor Rajewsky die Medaille

Ich bin der Ansicht, dass Klaus Rajewsky mit seinem Wechsel in die USA ein Motor für das Nachdenken an deutschen Universitäten war, und umso erfreulicher ist es, dass „Senior-Professuren" entstehen, die aktiven und hochqualifizierten „Pensionären" wissenschaftliches Arbeiten ermöglichen. An dieser Stelle sei die Universität Hamburg für ihren Weitblick besonders gelobt.

Es ist natürlich nicht verwunderlich, dass Klaus Rajewsky bei Umfang und Inhalt seines wissenschaftlichen Werkes Ehrendoktorwürden und fast alle nationalen und internationalen Preise der biomedizinischen Forschung erhalten und sein Werk in unzähligen Plenarvorträgen präsentiert hat.

Die Jung-Stiftung für Wissenschaft und Forschung ehrt mit der Ernst Jung-Medaille für Medizin in Gold heute eine ganz besondere Persönlichkeit. Wir wünschen Ihnen weiterhin viel Freude und Erfolg bei Ihrer Arbeit und persönlich das Allerbeste. Herzlichen Glückwunsch, Herr Professor Rajewsky!

Die Jung-Stiftung für Wissenschaft und Forschung
verleiht auf Vorschlag
des hierfür berufenen Kuratoriums die

ERNST JUNG-MEDAILLE FÜR MEDIZIN IN GOLD
2010

Herrn Professor
Dr. med. Klaus Rajewsky

Herr Professor Rajewsky erhält die Ernst Jung-Medaille für Medizin in Gold für sein wissenschaftliches
Lebenswerk auf dem Gebiet der Immunologie, insbesondere für seine Arbeiten über die Entwicklung und
Funktion von B-Lymphozyten mittels genetisch modifizierter Mausmodelle und die Aufklärung des
Mechanismus des Morbus Hodgkin.

Hamburg, den 21. Mai 2010

VORSITZENDER DES VORSTANDES   VORSITZENDER DES KURATORIUMS

Annahme und Dank

Professor Dr. med. Klaus Rajewsky

Sehr geehrte Mitglieder des Preiskomitees und Träger der Jung-Stiftung für Wissenschaft und Forschung!

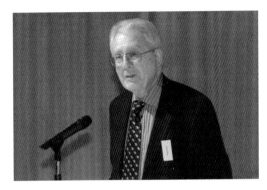

Professor Rajewsky

Es ist eine große Ehre und Freude für mich, mit der „Ernst Jung-Medaille für Medizin" ausgezeichnet zu werden. Einen Wermutstropfen gilt es, gleich zu Anfang zu erwähnen: Die Würdigung eines abgeschlossenen Lebenswerkes erinnert daran, dass das Ende des Weges abzusehen, vielleicht gar zu akzeptieren ist.

Mir fällt dazu meine anstehende Emeritierung in Köln im Jahre 2001 ein, der zu entkommen mir durch Auswanderung in die USA gelang, an die Harvard Universität in Boston. Auch jetzt noch, 10 Jahre später, fühle ich mich voller Tatkraft und plane für die nächsten Jahre, ja ich denke sogar daran, zu weiterer wissenschaftlicher Arbeit wieder nach Deutschland zurückzukehren. Das wäre Ende 2001 kaum vorstellbar gewesen. Hier gibt es einen merkbaren, wenn auch langsamen Wandel in die richtige Richtung!

Ich habe mich besonders gefreut, dass mit der Medaille ein Stipendium für einen Nachwuchswissenschaftler verbunden ist. Das Arbeiten mit Studenten und Postdocs ist für mich von früh an ein Wesenselement wissenschaftlicher Arbeit gewesen – und bis heute geblieben. Wir haben in meiner Gruppe am Institut für Genetik der Universität Köln von Anfang an unsere Projekte in gemeinsamen Diskussionen entwickelt, die im Geiste von Kritik in der Sache gepaart mit persönlicher Achtung und gegenseitiger Förderung geführt wurden. Und wir haben uns von Anfang an, also ab Beginn der sechziger Jahre, der Welt geöffnet, Postdocs aus aller Welt angezogen, unter Lösung des Sprachproblems durch Einführen von Englisch als Laborsprache. Das war damals neu und nicht ohne Schwierigkeiten, so selbstverständlich es heute erscheinen mag. Viele der jungen Wissenschaftler, die über die Jahre bei uns gearbeitet haben, sind heute führende Wissenschaftler im In- und Ausland.

Es war ein junger Student, später Postdoc, Gruppenleiter und jetzt Professor in Essen, Ralf Küppers, den ich seinerzeit dazu encouragierte, das vielleicht am direktesten mit der Medizin verknüpfte Projekt meiner Forschungtätigkeit in Angriff zu nehmen, nämlich die Aufklärung der Herkunft der Hodgkin-Reed-Sternberg-Zellen des Hodgkin-Lymphoms. Oft sind es gerade junge Studenten, die bereit sind, risikoreiche Projekte anzugehen, wie in diesem Fall die Amplifikation und Sequenzanalyse einzelner Genkopien aus mikromanipulatorisch isolierten einzelnen Tumorzellen. Das war damals technisches Neuland und eine wirkliche Herausforderung. Unsere Stärke war unser molekularbiologisches Knowhow und die Interaktion mit der international führenden Hodgkin-Gruppe in der Kölner Medizin, die von Professor Volker Diehl (Ernst Jung-Medaillenträger 2009) gegründet und geleitet wurde und den Pathologen Professor Martin-Leo Hansmann zum Mitglied hatte, mit dem wir direkt und in vertrauensvollster Weise zusammenarbeiten konnten. Diese Arbeiten führten zur Identifizierung der Hodgkin-Reed-Sternberg-Zellen als Abkömmlinge von Keimzentrums-B-Lymphozyten und einem Szenario der Pathogenese des Hodgkin-Lymphoms im Zusammenspiel mit Epstein-Barr-Virus-Infektion. Das war damals ein wirklicher Durchbruch, der nicht möglich gewesen wäre ohne eine enge Kollaboration zwischen Klinik und Grundlagenforschung – leider bis heute keine Selbstverständlichkeit.

Die Hodgkin-Krankheit und die Pathogenese von B-Zell-Lymphomen im weiteren Sinn haben mich seit dieser Zeit nicht losgelassen. Wir hatten damals in meiner Kölner Arbeitsgruppe in Zusammenarbeit mit Jamey Marth in Vancouver die sogenannte konditionale gezielte Mutagenese entwickelt, die es ermöglicht, durch gezielte Genveränderungen in vorbestimmten Zelltypen der Maus neuartige Mausmodelle menschlicher Krankheiten zu entwickeln. Präklinische Modelle dieser Art sind heute in der akademischen und industriellen biomedizinischen Forschung weitverbreitet. Sie haben zu neuen Einblicken in die Pathogenese zahlloser menschlicher Krankheiten und zu neuen Therapieansätzen geführt.

In unseren eigenen Arbeiten haben wir diese Technik unter anderem dazu eingesetzt, Mausmodelle menschlicher B-Zell-Lymphome zu entwickeln. Ein Mausmodell des Hodgkin-Lymphoms ist uns noch immer nicht gelungen – ein Ziel für die nächsten Jahre.

Der Jung-Stiftung für Wissenschaft und Forschung und dem Preiskomitee meinen Dank für die ehrenvolle Auszeichnung und das mit ihr verbundene Stipendium für einen jungen Wissenschaftler, beides Ermunterung für die weitere Arbeit.

Laudatio

Professor Dr. med. Dr. h. c. Markus W. Büchler auf Frau Dr. med. Annett Halle

Den Ernst Jung-Karriere-Förder-Preis für medizinische Forschung 2010 erhält Frau Dr. med. Annett Halle, Assistenzärztin am Institut für Neuropathologie der Charité zu Berlin.

Frau Dr. Halle hat die Ärztliche Abschlussprüfung im Jahr 2003 mit der Gesamtnote „sehr gut" bestanden. Bereits studienbegleitend erbrachte sie herausragende wissenschaftliche Leistungen. Ihre während dieser Zeit an der Abteilung für Experimentelle Neurologie der Charité zu Berlin sowie am Department for Cell Biology der Harvard Medical School geleisteten Untersuchungen legten den Grundstein für eine äußerst erfolgreiche Dissertation. Diese wurde im Jahr 2005 mit dem Prädikat „Summa cum laude" abgeschlossen und unter anderem mit dem Humboldt-Preis der Humboldt-Universität Berlin und dem Promotionspreis der Berliner Gesellschaft für Psychiatrie und Neurologie ausgezeichnet.

Schon während ihrer Promotion galt das Hauptinteresse der Preisträgerin neuroimmunologischen Vorgängen. Während einer 3-jährigen Tätigkeit als Postdoctoral Fellow am Department of Infectious Diseases der University of Massachusetts hat sie diese wissenschaftliche Schwerpunktsetzung konsequent weiterverfolgt. Im Frühjahr 2009 ist Frau Dr. Halle an das Institut für Neuropathologie der Charité zu Berlin zurückgekehrt. Hier hat sie sich aktiv in ein Netzwerk neurowissenschaftlicher Arbeitsgruppen eingegliedert.

Durch Verknüpfung neurologischer und immunologischer Fragestellungen ist es Frau Dr. Halle in den vergangenen Jahren gelungen, einen wesentlichen Beitrag zum Verständnis der Immunantwort des Gehirns bei der Alzheimer-Erkrankung zu leisten. Die Alzheimer-Erkrankung ist eine fortschreitende Demenzerkrankung und betrifft weltweit mehr als 20 Mio. Menschen. Bestimmte Immunzellen des Gehirns, sogenannte Mikrogliazellen, scheinen in entscheidender Weise an ihrer Entstehung beteiligt zu sein. In der Tat setzen diese Mikrogliazellen Botenstoffe frei, welche zu einer gezielten und fortschreitenden Schädigung von Nervenzellen führen können. Frau Dr. Halle konnte in vielbeachteten Vorarbeiten molekulare Entzündungsmechanismen aufklären, welche der Aktivierung und nervenzell-

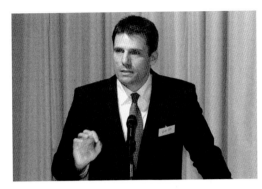

Professor Weitz (in Vertretung für Professor Büchler) bei der Laudatio.

schädigenden Wirkung von Mikrogliazellen zugrunde liegen.

Weiterführende Untersuchungen sollen nun die Bedeutung dieser Entzündungsmechanismen für die Entstehung und Behandlung der Alzheimer-Erkrankung nachweisen. Mithilfe innovativer Forschungsmethoden soll gezielt überprüft werden, ob sich verschiedene pharmakologische Stoffe zur Beeinflussung der Immunantwort des Gehirns bei der Alzheimer-Erkrankung eignen. Es steht zu erwarten, dass von diesen Arbeiten neue und innovative Impulse zur Behandlung dieser verheerenden Demenzerkrankung ausgehen.

Die Jung-Stiftung für Wissenschaft und Forschung verleiht den „Ernst Jung-Karriere-Förder-Preis für medizinische Forschung 2010" an Frau Dr. Annett Halle, um sie beim Aufbau einer wissenschaftlichen Nachwuchsgruppe zur eigenständigen Durchführung dieses innovativen und aussichtsreichen Forschungsprojektes zu unterstützen.

Frau Kollegin Halle, im Namen der Jung-Stiftung gratuliere ich Ihnen zu dieser hohen Auszeichnung und wünsche Ihnen für Ihren weiteren Karriereweg alles Gute!

Anmerkung: Da Herr Professor Dr. Büchler wegen eines unaufschiebbaren Termins unvorhergesehen leider nicht an der Preis- und Medaillenverleihung 2010 teilnehmen kann, hält dankenswerterweise Herr Professor Dr. Weitz/Universitätsklinikum Heidelberg in Vertretung für Herrn Professor Büchler die Laudatio auf Frau Dr. Halle.

Die Jung-Stiftung für Wissenschaft und Forschung
verleiht auf Vorschlag
des hierfür berufenen Kuratoriums den

ERNST JUNG-KARRIERE-FÖRDER-PREIS
FÜR MEDIZINISCHE FORSCHUNG
2010

in Höhe von 180.000 EURO

Frau
Dr. med. Annett Halle

Frau Dr. Halle erhält den Preis zur Fortführung ihrer Untersuchungen zur Bedeutung
neuroimmunologischer Mechanismen bei der Pathogenese der Alzheimer-Erkrankung.

Hamburg, den 21. Mai 2010

VORSITZENDER DES VORSTANDES   VORSITZENDER DES KURATORIUMS

Annahme und Dank

Frau Dr. med. Annett Halle

Sehr geehrte Mitglieder des Vorstands und des Kuratoriums der Jung-Stiftung, sehr geehrte Damen und Herren,

ich freue mich und empfinde es als große Ehre, den „Ernst Jung-Karriere-Förder-Preis für medizinische Forschung 2010" überreicht zu bekommen. Ich möchte mich deshalb an dieser Stelle bei den Mitgliedern des Kuratoriums und des Vorstands der Jung-Stiftung für das mir entgegengebrachte Vertrauen und die Wertschätzung herzlich bedanken.

Ich freue mich darüber hinaus sehr, dass mit diesem Preis zusätzlich auch ein wissenschaftliches Forschungsgebiet gefördert wird, welches durch den bereits begonnenen und sich in Zukunft verstärkenden soziostrukturellen und demografischen Wandel von zunehmender Bedeutung sein wird. Ich spreche vom wichtigen Thema der Demenzerkrankungen und insbesondere von der Alzheimer-Erkrankung.

Die Alzheimer-Krankheit betrifft heute bereits etwa 29 Mio. Menschen weltweit. Prognosen gehen davon aus, dass sich diese Zahl bis zum Jahr 2050 aufgrund der verbesserten medizinischen Standards und der zunehmenden Lebenserwartung etwa vervierfachen wird. Diese Zahlen verdeutlichen unter anderem auch die hohe medizinische und sozioökonomische Bedeutung dieser Erkrankung. Hinzu kommt, dass es sich bei der Alzheimer-Krankheit um ein Leiden handelt, das für die betroffenen Patienten und deren Umfeld eine sehr hohe persönliche und emotionale Belastung darstellt. Im Zuge der Krankheit kommt es zu einer zunehmenden Verschlechterung der Merkfähigkeit und des Gedächtnisses und zu einer Einschränkung höherer kognitiver Fähigkeiten wie beispielsweise dem Erkennen von Dingen, der Sprachproduktion sowie dem Ausführen komplexer Handlungen. Zudem zeigt sich bei den Patienten oft eine zunehmende Veränderung der Persönlichkeit, ein Umstand, der von den Angehörigen und Freunden der Betroffenen häufig als besonders schwierig erlebt wird. Vor diesem Hintergrund ist es höchst prob-

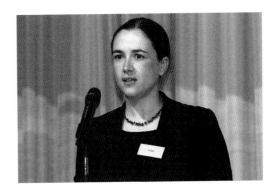

Frau Dr. Halle

lematisch, dass bis zum heutigen Tag keine kausal wirkenden medikamentösen Therapien zur Behandlung der Alzheimer-Kankheit zur Verfügung stehen.

Ich selbst habe während meines Medizinstudiums und während meiner Tätigkeit als neurologische Assistenzärztin das mit dieser Erkrankung verbundene Leiden der Patienten kennengelernt. Wissenschaftlich habe ich mich dann erstmals in meiner Postdoc-Zeit in den USA in der Nähe von Boston an der University of Massachusetts Medical School mit dem Thema der Alzheimer-Erkrankung beschäftigt. Im Labor von Douglas Golenbock bin ich der Frage nachgegangen, welche Rolle die Immunzellen des Gehirns, die sogenannten Mikrogliazellen, bei der Alzheimer-Erkrankung spielen.

Typisch für die Alzheimer-Krankheit sind Ablagerungen im Hirngewebe, die sogenannten *Beta-Amyloid-Plaques*, die aus zusammengelagerten und fehlgefalteten Eiweißstoffen aufgebaut sind. Man nimmt an, dass die Beta-Amyloid-Plaques eine wichtige Rolle in der Krankheitsentstehung spielen. Seit vielen Jahren weiß man zudem, dass die Mikrogliazellen als Immunzellen des Gehirns und somit „Verteidiger" des Gehirns gegen schädliche Stoffe in die Nähe der Beta-Amyloid-Plaques wandern und dort aktiviert werden. Man hat außerdem gezeigt, dass die aktivierten Mikrogliazellen entgegen ihrer eigentlichen Schutzfunktion nun Moleküle bilden und freisetzen, die zur Schädigung von Nervenzellen beitragen können.

In unseren Experimenten konnten wir zeigen, dass Mikrogliazellen nach Interaktion mit Beta-Amyloid einen wichtigen inflammatorischen Botenstoff, das sogenannte *Interleukin-1 β*, freisetzen. Wir konnten aufklären, dass an dieser Freisetzung große Proteinkomplexe innerhalb der Mikrogliazellen, die *Inflammasome* genannt werden, eine zentrale Rolle spielen. Wir konnten mittlerweile außerdem zeigen, dass das Inflammasom in Immunzellen auch durch andere Stoffe, die von der Zelle als fremd und als potenzielle Gefahr erkannt werden, aktiviert wird, sodass wir davon ausgehen, dass es sich um einen grundsätzlichen, wichtigen Mechanismus des Immunsystems zur Abwehr von Gefahrenstoffen handeln könnte, der auch für viele andere Erkrankungen von zentraler Bedeutung sein könnte.

Ich möchte nun nach meiner Rückkehr nach Deutschland auch mithilfe des „Ernst Jung-Karierre-Förder-Preises" für medizinische Forschung" untersuchen, welchen Einfluss die von uns beschriebenen Mechanismen auf den Krankheitsverlauf der Alzheimer-Erkrankung haben. Hierzu werde ich genetische Mausmodelle der Alzheimer-Krankheit verwenden, in denen es zur Bildung von Plaques im Gehirn kommt. Außerdem ist – ebenfalls im Mausmodell – geplant, mittels spezieller mikroskopischer Verfahren die Interaktion von Mikrogliazellen mit den *Beta-Amyloid-Plaques* im Gehirn lebender anästhesierter Mäuse zu untersuchen.

Für diese wissenschaftlichen Pläne habe ich in Deutschland mit dem Institut für Neuropathologie der Charité in Berlin eine, wie ich glaube,

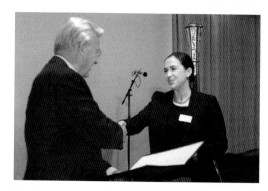

Frau Dr. Halle bedankt sich bei Herrn Schües

hervorragende Arbeitsstätte gefunden. Ich bedanke mich deshalb bei Herrn Professor Heppner, dem Direktor des Instituts, für die Möglichkeit, die dort bereits vorhandene, exzellente Expertise für die mich interessierenden Forschungsthemen nutzen zu können. Daneben bietet mir die Rückkehr in die Universitätsmedizin die Möglichkeit einer fundierten Facharztausbildung.

Ich freue mich zudem, dass diese Verleihung mir die Gelegenheit bietet, herzlich meinen wissenschaftlichen Mentoren, Professor Jörg Weber, Professor Ulrich Dirnagl sowie Professor Douglas Golenbock und Professor Eicke Latz für ihre Unterstützung zu danken.

Neben meinen Eltern, die immer für mich und nun auch gelegentlich – wie am heutigen Tag – für unseren kleinen Sohn Anton da sind, gilt mein besonderer Dank jedoch meinem Mann PD Dr. Gabor Petzold für seine große Unterstützung.

Vielen Dank!

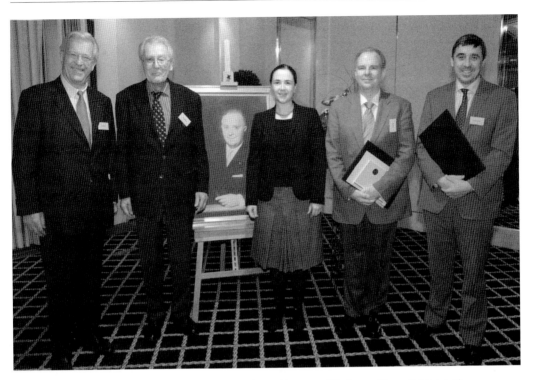

Herr Schües, Professor Rajewsky, Frau Dr. Halle, Professor Young und Professor Carmeliet (v. l. n. r.).

Dinner Speech

Nikolaus W. Schües

Sehr verehrte Damen, meine Herren,

wie Sie wissen, sind die heutige Preisverleihung und das heutige Dinner für meine Frau und mich von ganz besonderer Bedeutung, weil ich heute das letzte Mal als Vorsitzender des Vorstandes daran teilnehme. Der 2.2.2011 liegt eindeutig vor dem 6.5.2011, dem Tag der nächsten Preisverleihung. Mein Nachfolger, Herr Rolf Kirchfeld, steht satzungsgemäß fest. Jeder Vorsitzende muss am Tage seines Amtsantritts seinen Nachfolger bestellen, damit im Falle seines Ausfalls die Stiftung niemals ohne Vorsitzenden ist. Am 1. April 1987 wurde ich als Nachfolger von Herrn Dr. Erhard Keltsch, dem ersten Vorstandsvorsitzenden der Stiftung, und als Stellvertreter meines Vorgängers, Herrn Dr. Hermann Möller, in den Vorstand berufen. Ich begleite die Jung-Stiftung für Wissenschaft und Forschung nun also schon seit 23 Jahren. Eine lange und eine schöne Zeit, in der ich sehr viel gelernt habe, sehr interessante und liebenswürdige Menschen kennen und schätzen gelernt habe. Für Ihre Zuneigung und Offenheit möchten sich meine Frau und ich sehr herzlich bedanken.

Als besonders interessant und erinnerungswürdig habe ich die Kennenlerntreffen in Erinnerung, denen sich in der Regel ein Mittagessen im „Restaurant Landhaus Scherrer" anschloss. Dabei konnte der Vorstand die von unserem Kuratorium nominierten Preis- und Medaillenträger dann persönlich kennenlernen, Fragen stellen und im Gegenzug die Stiftung und ihre Gremien vorstellen sowie ihr geistiges Fundament erläutern. In den 34 Jahren seit der ersten Preisverleihung in 1976 ist eine große und harmonische „Jung-Familie" entstanden, die schon etwas Besonderes darstellt, zumal wir uns in den letzten Jahren strukturell – oder kann ich auch sagen strategisch – verjüngt haben, weil wir den „Ernst Jung-Karriere-Förder-Preis" für medizinische Forschung" dem „Ernst Jung-Preis für Medizin" und der „Ernst Jung-Medaille für Medizin in Gold" hinzugefügt haben.

Das abendliche Dinner wird in erster Linie zu Ehren unserer Preisträger, in diesem Jahr die

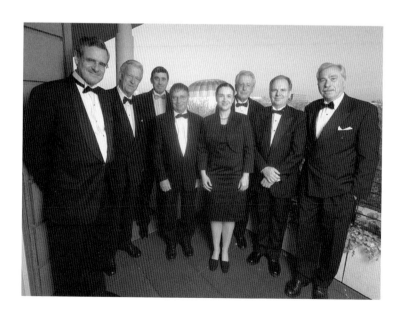

Vorstand und Preisträger 2010 (v. l. n. r.): Herr Spethmann, Herr Schües, Professor Carmeliet, Professor Kaminsky, Frau Dr. Halle, Professor Rajewsky, Professor Young, Herr Kirchfeld

Herren Professoren Young und Carmeliet, des Medaillenträgers Herrn Professor Rajewsky und der Karriere-Förder-Preis-Trägerin Frau Dr. Halle und ihren jeweiligen Partnern gegeben. Wir möchten Sie weiter kennenlernen und Sie uns.

Dabei fühlt sich unsere Stiftung immer besonders geehrt, dass unsere ehemaligen Preis- und Medaillenträger sowie ehemaligen Kuratoriumsmitglieder unsere Einladung zur Preisverleihung und zum Dinner annehmen und mit ihren Damen

bzw. Herren nach Hamburg kommen, auch wenn es das Wochenende vor Pfingsten ist. Herzlich willkommen heiße ich heute Abend auch Herrn Professor Hafen als neues Mitglied unseres Kuratoriums, unseren Preisträger des Jahres 2005.

Bedanken möchte ich mich recht herzlich bei Herrn Melsheimer und seiner Frau Gemahlin, dem Vizepräses unserer Handelskammer und Vorstandsvorsitzenden der HanseMerkur Krankenversicherung, dass sie uns heute Abend die

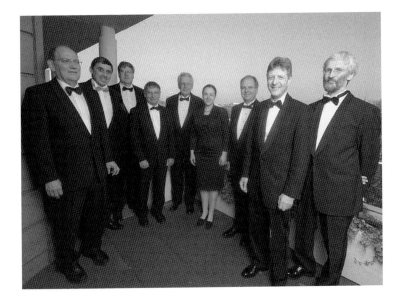

Kuratorium und Preisträger 2010 (v. l. n. r.): Professor Stahl, Professor Carmeliet, Professor Palinski, Professor Kaminsky, Professor Rajewsky, Frau Dr. Halle, Professor Young, Professor Hafen und Professor Jentsch

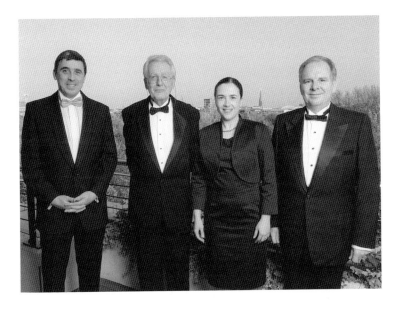

Die Laureaten 2010 (v. l. n. r.): Professor Carmeliet, Professor Rajewsky, Frau Dr. Halle, Professor Young

Ehre geben. Herr Melsheimer ist ein Mann des Faches, welches seit Jahren bundesweit intensiv diskutiert wird und ich fand es sehr interessant, was er heute Nachmittag dazu gesagt hat. Vielen Dank für Ihren Beitrag und Ihre Teilnahme!

Ich habe heute Nachmittag einige nachdenkliche Gedanken zum Abschied vorgetragen, diese möchte ich nicht wiederholen. Heute Abend trat Professor Craig Venter mit seiner neuen Arbeit an die Öffentlichkeit.

Ich bin zuversichtlich, dass die Jung-Stiftung für Wissenschaft und Forschung stets jung bleiben wird, die fähigsten Preis- und Medaillenträger auszeichnet und fördern wird und unsere Stiftung sich damit selber ehrt.

Sieht man auf die Liste unserer Laureaten, die wir traditionell mit unserer Einladung versenden, findet man wohl schon den Beleg für die Exzellenz unserer Familienmitglieder.

Ich wünsche unserer Jung-Stiftung, dem Kuratorium und allen meinen Nachfolgern im Vorstand eine Fortsetzung unserer harmonischen Arbeit zum Wohle der medizinischen Wissenschaft und Forschung und damit zum Wohle der Menschheit.

In diesem Sinne erhebe ich mein Glas mit herzlichem Dank auch und gerade für die Begleitung durch unsere Damen!

Verleihung des Ernst Jung-Preises für Medizin 2011
Verleihung der Ernst Jung-Medaille für Medizin in Gold 2011
Verleihung des Ernst Jung-Karriere-Förder-Preises
für medizinische Forschung 2011

Einladung zur Verleihung
»Ernst Jung-Preis für Medizin«
»Ernst Jung-Medaille für Medizin in Gold«
»Ernst Jung-Karriere-Förder-Preis für medizinische Forschung«

2011

6. Mai 2011 • Handelskammer Hamburg

6. Mai 2011 · 15.00 Uhr · Handelskammer Hamburg

Eröffnung

Rolf Kirchfeld

Vorsitzender des Vorstandes der Jung-Stiftung für Wissenschaft und Forschung

Grußwort

Vertreter des Senats

Ehrung und Verabschiedung

von	durch
Nikolaus W. Schües	Rolf Kirchfeld
ehemaliger Vorsitzender des Vorstandes	*Vorsitzender des Vorstandes*

Ernst Jung-Preis für Medizin 2011

Laudatio	Annahme und Dank
Professor Ernst Hafen PhD	Professor Hans Clevers MD PhD
stellvertr. Vorsitzender des Kuratoriums der Jung-Stiftung für Wissenschaft und Forschung	*Hubrecht Institut, Utrecht*
Professor Dr. med. Rolf Stahl	Professor Dr. med. Christian Büchel
Vorsitzender des Kuratoriums der Jung-Stiftung für Wissenschaft und Forschung	*Institut für Systemische Neurowissenschaften, Universitätsklinikum Hamburg-Eppendorf*

Ernst Jung-Medaille für Medizin in Gold 2011

Laudatio	Annahme und Dank
Professor Dr. med. Dr. rer. nat. Thomas Jentsch	Professor Michel Lazdunski PhD
Mitglied des Kuratoriums der Jung-Stiftung für Wissenschaft und Forschung	*Institut de Pharmacologie Moléculaire et Cellulaire, CNRS Sophia Antipolis, Valbonne*

Ernst Jung-Karriere-Förder-Preis für medizinische Forschung 2011

Laudatio	Annahme und Dank
Professor Dr. med. Wulf Palinski	Dr. med. Stefan Schrader
Mitglied des Kuratoriums der Jung-Stiftung für Wissenschaft und Forschung	*UCL Institute of Ophthalmology, London*

Ehrung und Verabschiedung

von	durch
Professor Dr. med. Dr. rer. nat. Thomas Jentsch	Professor Dr. rer. nat. Walter Kaminsky
Mitglied des Kuratoriums	*Mitglied des Kuratoriums*

Musikalischer Rahmen

Danae und Kiveli Dörken, Klavier

Stipendiatinnen und Preisträgerinnen der Deutschen Stiftung Musikleben

Anschließend Empfang

Musikalische Darbietung

anläßlich der Verleihung des **Ernst Jung-Preises für Medizin 2011**

der Verleihung der **Ernst Jung-Medaille für Medizin in Gold 2011**

und der Verleihung des **Ernst Jung-Karriere-Förder-Preises für medizinische Forschung 2011**

am Freitag, 6. Mai 2011

Danae und Kiveli Dörken (Klavierduo) PRÄSENTIEREN

Wolfgang Amadeus Mozart – Sonate in B-Dur für Klavier zu vier Händen, (1) Allegro
Franz Liszt – Rigoletto Paraphrase
Wolfgang Amadeus Mozart – Sonate in B-Dur für Klavier zu vier Händen, (3) Molto presto

Die Aufführenden sind Stipendiatinnen und Preisträgerinnen
der Deutschen Stiftung Musikleben, Hamburg

Eröffnung

Rolf Kirchfeld

Sehr verehrte Frau Staatsrätin, meine sehr verehrten Damen, meine Herren!

Im Namen des Vorstandes der Jung-Stiftung für Wissenschaft und Forschung begrüße ich Sie sehr herzlich zur heutigen Verleihung des Ernst Jung-Preises für Medizin, der Ernst Jung-Medaille für Medizin und des Ernst Jung-Karriere-Förder-Preises für medizinische Forschung für das Jahr 2011.

Die Verleihung der Preise und der Medaille an hervorragende Wissenschaftler, die zum einen als Anerkennung bahnbrechender Forschung und als wichtiger finanzieller Beitrag für einen sicherlich weiterhin erfolgreichen wissenschaftlichen Weg, zum anderen als Würdigung einer großartigen wissenschaftlichen Lebensleistung gedacht sind, und des Karriere-Förder-Preises, der einem jungen Wissenschaftler die Fortsetzung seiner ambitiösen Forschung bei Wiedereintritt in den deutschen Klinikbetrieb ermöglichen soll, sehen wir immer auch als eine sehr willkommene Erweiterung der Ernst Jung-Familie an. Wie sehr dies zutrifft, kann man nicht nur an den vielen ehemaligen Preisträgern erkennen, die wir heute hier begrüßen können, sondern

auch daran, dass erneut ein ehemaliger Preisträger, Herr Professor Franz-Ulrich Hartl, Direktor der Abt. Zellulare Biochemie am Max-Planck-Institut für Biochemie in München-Martinsried und Träger unseres Preises im Jahre 2005, für eine Mitgliedschaft in unserem Kuratorium gewonnen werden konnte. Wir heißen ihn herzlich willkommen, bedauern allerdings, dass er sein Kommen heute noch nicht hat einrichten können.

Neu in unserem Kreise begrüße ich Herrn Dr. Christian Flach, der der Satzung gemäß als hanseatischer Kaufmann unseren Vorstand ergänzt. Herr Dr. Flach ist Vorstandsvorsitzender der Marquard & Bahls AG, eines renommierten und erfolgreichen Hamburger Unternehmens, dessen Hauptaktivitäten im Bereich Mineralölhandel und im Betreiben von Tanklagern zu suchen sind. Insofern schließt sich in gewissem Sinne mit Ihnen, Herr Dr. Flach, ein Kreis: Viele Jahre nach dem Tode unseres Stifters haben wir wieder einen Ölkaufmann in unserem Vorstand. Wir alle wünschen Ihnen viel Erfolg und viele interessante Begegnungen während Ihrer Zugehörigkeit zu unserer Stiftung.

Musikalisch begleitet wird die heutige Preisverleihung von zwei sehr jungen Damen, den

Herr Kirchfeld

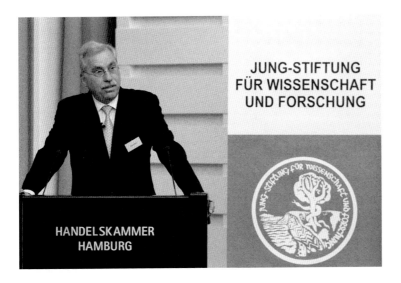

deutsch-griechischen Schwestern Kiveli und Danae Dörken. Was die beiden am Klavier zu leisten in der Lage sind, davon haben sie uns bereits zu Beginn der Veranstaltung eine Kostprobe gegeben. Beide werden seit 2007 von der im Jahre 1962 von Hamburger Kaufleuten gegründeten „Deutschen Stiftung Musikleben" gefördert und kommen dank einer großzügigen Spende eines Mitglieds des Freundeskreises der Stiftung seit 2009 in den Genuss eines monatlichen Stipendiums. Wir freuen uns sehr, dass diese beiden jungen Künstlerinnen, die bereits einige renommierte Preise haben gewinnen können und auch international schon beachtliche Erfolge gefeiert haben, unsere Preisverleihung bereichern.

Nun zu Ihnen, verehrte Frau Dr. Böhlke. Sie werden es uns sicherlich bitte nachsehen, dass wir bedauern, dass nicht unsere neue Senatorin für Wissenschaft und Forschung und Zweite Bürgermeisterin, Frau Dr. Stapelfeldt, heute das Grußwort des Senats an unsere Festversammlung richtet. Wir hatten uns natürlich sehr darüber gefreut, dass sie nur gut einen Monat nach ihrem Einzug in den Senat ihre Bereitschaft erklärt hatte, zu uns zu sprechen. Leider hat Frau Dr. Stapelfeldt aufgrund wichtiger politischer Verpflichtungen kurzfristig absagen müssen.

Wir sind Ihnen, liebe Frau Dr. Böhlke, daher sehr dankbar, dass Sie als ihre Staatsrätin in der Behörde für Wissenschaft und Forschung nun heute in die Bresche springen. Die Belange der Wissenschaft stehen schon lange im Zentrum Ihres beruflichen und politischen Wirkens und das beziehe ich sowohl auf Ihre wissenschaftliche Ausbildung und Ihre Tätigkeiten im Bundesministerium für Bildung und Forschung als auch auf Ihre Funktion als Leiterin des Projektträgers DESY in den vergangenen fünf Jahren. Insofern sind Sie zweifellos prädestiniert für Ihr neues Amt und – mit Verlaub – für eine Ansprache vor diesem Auditorium. Wir freuen uns nun und sind gespannt, Ihre Ausführungen zu den Zielen der Wissenschaftspolitik des neugebildeten Senats der Freien und Hansestadt Hamburg zu hören. Frau Staatsrätin, Sie haben das Wort!

Grußwort

Dr. Kristina Böhlke

Es gilt das gesprochene Wort.

Begrüßung und allgemeine Einführung

Lieber Herr Kirchfeld, sehr geehrte Preisträger, sehr geehrte Damen und Herren.

Ich heiße Sie im Namen des Senats der Freien und Hansestadt Hamburg – auch im Namen des Ersten Bürgermeisters Olaf Scholz – sehr herzlich bei der Preisverleihung der Jung-Stiftung willkommen.

Ganz besonders freue ich mich darüber, dass heute herausragende Leistungen in der medizinischen Forschung ausgezeichnet werden.

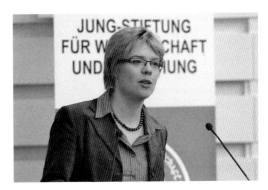

Frau Staatsrätin Dr. Kristina Böhlke

Würdigung der Jung-Stiftung

Ich habe großen Respekt davor, dass sich die Jung-Stiftung dem Ziel verschrieben hat, die Forschung in der Humanmedizin zu fördern. Das Stiftungsziel setzt eine humanistische Überzeugung um, durch die Entwicklung der Humanmedizin die Leiden von Kranken vermindern zu wollen.

Außerdem bin ich natürlich auch dankbar dafür, dass die Jung-Stiftung ihren Sitz in Hamburg hat. Denn die Familie des Stifters hatte – aus Ostpreußen kommend – ursprünglich nach Amerika ausreisen wollen. Heute freuen wir uns, dass die Familie in Hamburg gelandet ist und Ernst Jung zu einem der bedeutenden Stifter der Hansestadt zählt.

Hamburg kann auf eine lange Stiftungskultur verweisen. Als Stiftungshauptstadt Deutschlands wissen wir die Verdienste Einzelner für das Gemeinwesen und die Prägung unserer Stadt durch die von den Stiftungen gesetzten Schwerpunkte zu würdigen.

Hamburg als Wissenschaftsstadt und Gesundheitsmetropole

Hamburg ist aber auch moderne und wettbewerbsfähige Wissenschaftsstadt und Gesundheitsmetropole mit exzellenten Forschungseinrichtungen, international ausgerichteten Hochschulen, zahlreichen innovativen Unternehmen der Gesundheitswirtschaft und dem renommierten Universitätsklinikum Hamburg-Eppendorf – um nur eine von insgesamt 51 Hamburger Kliniken, aus der wir heute Professor Büchel ehren können, zu nennen.

Die Gesundheitsbranche, in der mittlerweile jeder 8. Hamburger Beschäftigte arbeitet, ist eine der bedeutendsten Branchen für Hamburg.

Jährlich werden rund 12 Mio. ambulante Patientinnen und Patienten in Hamburg versorgt und in Hamburgs Krankenhäusern werden rund 400 000 Behandlungen im Jahr vorgenommen.

Mit seinen hervorragenden Krankenhäusern und Spezialpraxen trägt Hamburg zudem ganz wesentlich zur gesundheitlichen Versorgung nicht nur der Hamburger Patientinnen und Patienten, sondern auch der Patientinnen und Patienten in Deutschland und vielen Teilen der Welt bei.

Erst vor wenigen Wochen hat das Bundesforschungsministerium die Gewinner des Wettbe-

werbs für 4 weitere Deutsche Zentren der Ge-
sundheitsforschung bekannt gegeben. Hamburg
wird regionaler Partnerstandort des Deutschen
Zentrums für Infektionsforschung und des Deutschen Zentrums für Herz-Kreislauf-Erkrankun-
gen. Dieser Erfolg zeigt, dass die medizinische
Forschung in Hamburg bundesweit in der ersten
Liga spielt!

Unterstützung erfährt die Gesundheitsbranche
in Hamburg durch die Gesundheitswirtschaft
Hamburg GmbH und die seit vielen Jahren sehr
erfolgreich arbeitende Clusteragentur Norgenta.

Die besondere Versorgung und die Entwicklung der Medizin wäre weltweit – und so auch in
Hamburg – niemals ohne die passionierte Forschung möglich. Dafür stehen die heutigen Preisträger.

Würdigung der Preisträger

Meine Damen und Herren, wenn gleich der Ernst
Jung-Preis für Medizin verliehen wird, kann diese Auszeichnung als Anerkennung des bisher
Erreichten gesehen werden. Viel mehr soll sie
aber Anreiz für weitere Forschung geben und
Sie, verehrte Preisträger, in Ihrem Ziel unterstützen, auch in der Zukunft wichtige Impulse in der
medizinischen Forschung zu setzen.

Ich möchte hier nicht unerwähnt lassen, dass
aus dem Kreis der ehemaligen Preisträger zwei
Nobelpreisträger hervorgegangen sind, die allerdings beide heute nicht anwesend sein können.

Die Tatsache, dass die Preisträger aus mehreren europäischen Ländern kommen, zeugt nicht
nur von der Internationalität dieses Preises, sondern zugleich von der Wichtigkeit internationaler
Kooperation. Forschung ist ohne internationale
Kooperation auf den meisten Gebieten kaum
mehr denkbar.

Und so freue ich mich, dass heute Professor
Clevers aus Utrecht nach Hamburg gekommen
ist, um den Preis für besondere Ergebnisse im
Verständnis von Krebsentstehung entgegenzu-
nehmen.

Meine Damen und Herren, ich freue mich
ebenso, dass auch ein Hamburger heute geehrt
wird. Als die für das Universitätsklinikum zuständige Staatsrätin ist mir Professor Büchel
nicht nur durch seinen aktiven Beitrag bei der
Entwicklung der Neurowissenschaften zu einem
Hamburger Forschungsschwerpunkt bekannt.
Dieser Schwerpunkt findet weit über Hamburgs
Grenzen hinaus Beachtung.

Mit dem Leibniz-Preis sind Sie, lieber Herr
Professor Büchel, bereits mit dem höchst dotier-
ten deutschen Forschungspreis ausgezeichnet.
Faszinierend finde ich die Tatsache, dass Ihnen
nicht zuletzt aufgrund Ihrer besonderen Kollegi-
alität auch eine besondere persönliche Wertschätzung im Universitätsklinikum Eppendorf
widerfährt.

Besonders hervorheben möchte ich, dass Sie
sich in Ihrer Graduiertenschule auch erfolgreich
der Nachwuchsförderung widmen.

Die Hamburger Hochschulen unternehmen
verstärkt Bemühungen, schon Schülerinnen und
Schüler für naturwissenschaftliche Fächer zu begeistern, sodass es in Hamburg gelungen ist,
mehr Studierende für die klassischen naturwissenschaftlichen Fächer zu begeistern und die
Studienplätze komplett auszulasten. Für die Medizin ist dies ohnehin nie eine Schwierigkeit gewesen. Mit zunehmender Interdisziplinarität
müssen wir jedoch auch dafür sorgen, die naturwissenschaftliche Bandbreite in verschiedenen
naturwissenschaftlichen Disziplinen umfassend
anzubieten.

In Sinne der Nachwuchsförderung versuchen
wir beständig, gemeinsame Aktivitäten von Politik, Wissenschaft und Unternehmen auf den Weg
zu bringen, die zum einen die Aufmerksamkeit
von hochqualifizierten Fachkräften verstärkt auf
die Region lenken und zum anderen die Qualifi-
zierung an unseren Universitäten und Institutio-
nen weiter optimieren.

Ernst Jung-Medaille für Medizin in Gold

Vor diesem Hintergrund ist auch die Ernst Jung-
Medaille für Medizin in Gold, die heute Herrn
Professor Lazdunski verliehen wird, von beson-
derer Art. Die Stiftung versteht es, einem renom-
mierten Forscher, der sich herausragend in der
Ionenforschung verdient gemacht hat, für sein
Lebenswerk zu ehren. Gleichzeitig wird diese
Auszeichnung auf die Zukunft ausgerichtet, in-
dem der finanzielle Teil der Ehrung einem jun-
gen Nachwuchsforscher zugutekommt.

Ernst Jung-Karriere-Förder-Preis

Meine Damen und Herren, ich möchte der Jung-
Stiftung meinen besonderen Dank dafür aussprechen, dass sie durch den Ernst Jung-Karriere-
Förder-Preis einen Beitrag zu unserem gemeinsamen Bestreben leistet, hochqualifizierten For-

schern aus dem Ausland die Rückkehr nach Deutschland zu erleichtern.

Als zuständige Staatsrätin erlaube ich mir, Sie, Herr Dr. Schrader, direkt anzusprechen und für den Wissenschaftsstandort Hamburg zu werben. Es würde mich freuen, wenn auch Sie sich von der Wissenschaftsstadt überzeugen lassen und eine Zukunft in der Hansestadt in Betracht ziehen würden.

Überleitung auf die Ehrung von Nikolaus W. Schües durch Rolf Kirchfeld

Ich möchte nun überleiten zu der Verabschiedung des ehemaligen Vorstandsvorsitzenden der Jung-Stiftung, Herrn Nikolaus W. Schües, und wünsche mir, dass die Jung-Stiftung auch in den kommenden Jahren ihr Engagement für die medizinische Forschung uneingeschränkt weiter fortführt. Für heute Abend erwarte ich mir, noch Spannendes über die Forschungsfelder der Preisträger zu erfahren.

Vielen Dank!

Ehrung des scheidenden Vorsitzenden des Vorstandes, Herrn Nikolaus W. Schües

Rolf Kirchfeld

Sehr verehrte, liebe Frau Schües, sehr geehrter Herr Schües – oder, wenn Sie alle gestatten, liebe Li, lieber Nik –, meine sehr verehrten Damen, meine Herren!

Es ist wieder soweit: Erneut hat die Satzung unserer Stiftung ihre volle Konsequenz zum Tragen gebracht. In weiser Voraussicht hat unser Stifter Ernst Jung darin festgelegt, dass an dem Tag, an dem ein neuer Vorsitzender sein Amt antritt, er in einem notariellen Akt bestimmen muss, wer sein Stellvertreter und damit auch sein Nachfolger sein soll. Dadurch ist sichergestellt, dass die Stiftung niemals führungslos ist, eine Regelung, die gottlob bisher nie während der Amtszeit eines Vorsitzenden zur Anwendung kommen musste. Der Tatsache, dass ich hier heute stehe, können Sie entnehmen, dass Herr Schües mich im Januar vor sechs Jahren als seinen Nachfolger benannt hat.

Nun gibt es eine weitere Regel, die man im Angesicht meines Vorgängers eigentlich meint, mit sofortiger Wirkung außer Kraft setzen zu müssen, nämlich die, dass mit Erreichen des 75. Lebensjahres der Vorsitzende unserer Stiftung auf jeden Fall ausscheidet. Dieses Ereignis trat am 2. Februar dieses Jahres bei Dir, lieber Nik, ein – kaum glaublich! Schaut ihn Euch an!

Gut sechs Jahre hast Du unsere Stiftung geführt, davor warst Du gut 17 Jahre lang, während der Amtszeit von Herrn Dr. Möller, den ich hiermit sehr herzlich willkommen heißen möchte, stellvertretender und designierter Vorsitzender, das sind insgesamt also fast 24 Jahre ununterbrochener Zugehörigkeit zur Stiftung und deren Vorstand. Eigentlich ist die Stiftung ohne Dich gar nicht vorstellbar!

Wir empfinden für Deine so langjährige Vorstandstätigkeit, vor allem in den letzten sechs Jahren, eine besonders große Dankbarkeit, wissen wir doch, dass Du neben Deinem Hauptberuf als Reeder, der fürwahr gerade in der jüngsten Vergangenheit den ganzen Mann erforderte, im-

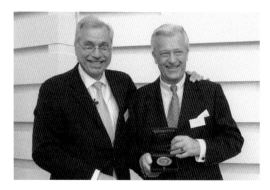

Herr Kirchfeld, Herr Schües (v. l. n. r.)

mer auch eine Reihe von Ehrenämtern bekleidet hast und noch bekleidest. Besonders hervorheben möchte ich Deine Tätigkeit als Präses und Vizepräses der Handelskammer Hamburg. Dennoch hast Du Dich stets mit großer Intensität und Engagement den Aufgaben in der Stiftung gewidmet.

Anders als so manche andere Stiftung sind wir – auch dank Deiner vorsichtigen und eher konservativen Einstellung – ohne Schrammen durch die Finanzkrise gekommen. Das hat uns immerhin sogar in die Lage versetzt, erstmals im Jahre 2006 und ungekürzt in den Jahren danach, zusätzlich und ohne die Dotierung der anderen Preise zu reduzieren, den Karriere-Förder-Preis für medizinische Forschung zu verleihen. Du hast Dich dieser Idee, die gemeinsam von Kuratorium und Vorstand verfolgt wurde, mit besonderer Intensität verschrieben.

Wie schafft man es, einen jungen Mediziner, der erfolgreich im Ausland geforscht hat, zur Fortsetzung seiner Forschung zurück an eine deutsche Universität zu bewegen, ohne dass er oder sie im Klinikbetrieb „verheizt" wird? Das geht im Prinzip nur, wenn er ausreichend Mittel zur Verfügung hat, sein eigenes Gehalt darzustellen, ihm also ein gerüttelt Maß an finanzieller Unabhängigkeit zu geben. Das ermöglicht dieser

Preis für immerhin drei Jahre. Unser diesjähriger Preisträger ist schon der Sechste – die Verleihung dieses Preises stimmt also genau mit Deiner Amtszeit als Vorsitzender überein.

So vital wie unser scheidender 75-jähriger Vorsitzender sich heute darstellt, sind wir sicher, dass er auch weiterhin wichtige ehrenamtliche Aufgaben wahrnehmen, vielleicht ja auch noch zusätzlich übernehmen wird. Auf jeden Fall, lieber Nik, würden wir uns freuen, wenn wir immer mal wieder auf Deinen großen Erfahrungsschatz zurückgreifen könnten und Du – als ein wirkli-ches Mitglied der Ernst Jung-Familie – unserer Stiftung auch weiterhin eng verbunden bliebest. Natürlich würden wir es begrüßen, wenn Deine Frau und Du noch viele Jahre und bei bester Gesundheit unserer alljährlichen Preisverleihung beiwohnen würden.

Jetzt möchte ich Dich zu mir bitten, damit ich Dir als Dank für Dein stets engagiertes Eintreten für die Stiftung und als Anerkennung Deiner großen Verdienste um die Stiftung die große Goldmedaille der Jung-Stiftung für Wissenschaft und Forschung überreichen kann.

Dank

Nikolaus W. Schües

Ihnen, meine sehr verehrten Damen, meine Herren, die Sie alle als große Jung-Familie heute zusammengekommen sind, möchte ich sehr herzlich danken für Ihre treue Wegbegleitung, Sie haben es gehört, während der vergangenen 24 Jahre. Ich habe viel gelernt in den vielen Gesprächen mit unseren Preisträgern und Kuratoren, die teilweise mehr philosophisch als fachlich waren. Besonders dankbar denke ich an die Zusammenarbeit mit meinem verehrten Vorgänger, Herrn Dr. Hermann Möller, und mit meinem Nachfolger, Herrn Rolf Kirchfeld, aber ebenso an unsere Vorstandskollegen, Herrn Professor Walter Kaminsky und Herrn Joachim Spethmann. Herrn Dr. Christian Flach, der für mich in den Vorstand nachgerückt ist, wünsche ich viel Freude und Engagement für seine neue, interessante Aufgabe. Der Mineralölhändler Ernst Jung hätte sich bestimmt gefreut, dass ein Vertreter des Ölhandels ab jetzt im Vorstand Verantwortung mit übernimmt.

Mit Dankbarkeit denke ich an die lange Zeit der sehr guten Zusammenarbeit mit Frau Schlichting-Erb, der Nachfolgerin von Frau Ostertag, zurück. Ohne sie hätten Vorstand und Kuratorium nicht so reibungslos und gut arbeiten können.

Der Vorstand hat mir die Ehre der Großen Goldmedaille zuteilwerden lassen. Dafür danke ich Ihnen. Damit Sie nun aber nicht glauben,

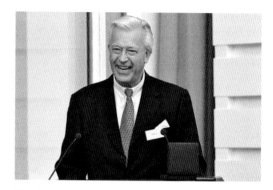

Herr Schües

meine Damen und Herren, die Jung-Stiftung würde den Markt nicht aufmerksam verfolgen und das Prinzip der Sparsamkeit aus den Augen verlieren, darf ich Ihnen verraten, dass ich schon vor langer Zeit noch in meiner Amtszeit den Einkauf zu günstigeren Preisen getätigt habe.

Nun habe ich mir für heute als musikalisches Rahmenprogramm die Klavierinterpretationen der Geschwister Dörken gewünscht und der Vorstand hat mir diesen Wunsch erfüllt. Ich verrate Ihnen, meinen Damen und Herren Medizinern, nämlich eine Erkenntnis: „Man hört auch mit den Augen."

Besonderen Dank für alles und alle guten Wünsche für unsere große Jung-Familie.

Laudatio

Professor Ernst Hafen PhD auf Professor Hans Clevers MD PhD

Sehr geehrte Damen und Herren,

stellen Sie sich vor, Sie sitzen an einem schönen warmen Frühlingsabend bei einem Glas Rotwein auf Ihrer Terrasse und genießen den Abend. Da fliegt eine kleine Fliege in Ihr Weinglas. Sie ärgern sich, fischen die Fliege aus dem Glas und denken in diesem Moment sicher nicht daran, dass Studien mit der Taufliege Drosophila, wie diese Fliege wissenschaftlich heißt, wesentlich zu unserem Verständnis der Entstehung von Krankheiten wie Krebs beigetragen haben. Diese Fliegen spielen eine wichtige Rolle im Leben unseres diesjährigen Preisträgers. Bevor ich auf den Werdegang von Hans Clevers und seine Verdienste weiter eingehe, möchte ich Ihnen aufzeigen, über welche zum Teil zufälligen Beobachtungen wir zu unserem heutigen Verständnis des Entstehens von Darmkrebs gekommen sind.

Ob es sich um die Entwicklung eines Organismus aus einer einzigen befruchteten Eizelle oder um die Entstehung von Krebs handelt, die Ausgangslage ist ähnlich; Zellen teilen und vermehren sich. In der normalen Entwicklung teilt sich die befruchtete Eizelle in 2, 4, dann 8 Zellen und so weiter. Gleichzeitig beginnen sich die Zellen zu spezialisieren und so entsteht ein ausgewachsener Organismus mit 14 Trillionen Zellen. Der Vorgang wird von Genen im Erbgut in jeder Zelle gesteuert. Treten Fehler in dieser Steuerung auf, weil gewisse Gene defekt sind, wird die Entwicklung gestört oder Zellen wissen nicht mehr, wann sie aufhören müssen, sich zu teilen. Das ist die Situation, die wir im Krebs antreffen.

Nur durch solche Gendefekte erhalten Forscher Einblicke in die an der Entwicklung und an der Zellteilungskontrolle beteiligten Gene. Wenn nämlich alles rund läuft, ist es sehr schwer herauszufinden, welche Funktion die insgesamt 25 000 Gene im Erbgut des Menschen haben. Mit Gendefekten beginnt dann auch die Geschichte, die zum Erfolg unseres Preisträgers geführt hat. Vor knapp 25 Jahren haben Forscher das Gen „Wingless" identifiziert, welches, wenn defekt, flügellose Fliegen produziert. Fast gleich-

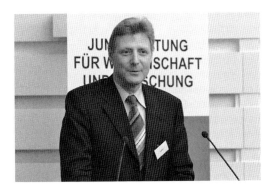

Professor Hafen

zeitig haben andere Wissenschaftler bei der Maus das *int-1*-Gen identifiziert. Wird dieses Gen unnatürlich in Mauszellen angeschaltet, so teilen sich diese Zellen ungehemmt und es entsteht Brustkrebs.

Ein Vergleich der Sequenz des *Wingless*-Fliegengens und des *int-1*-Mäusegens zeigte große Übereinstimmungen. Es handelt sich um verwandte Gene. Fällt das Gen in der Fliege aus, können sich die Flügelzellen nicht teilen, wird das Gen in der Maus unnatürlich angeschaltet, entstehen Krebszellen. Das *wingless/int-1*, oder, kurz, *WNT*-Gen kontrolliert die Zellteilung während der Entwicklung der Fliege und in der Maus. Der letzte gemeinsame Vorfahr von Fliege und Maus lebte vor circa 600 Mio. Jahren. Das *WNT*-Gen hat wohl bereits in diesem letzten gemeinsamen Vorläufer vor 600 Mio. Jahren das Wachstum von Zellen kontrolliert.

Wie aber kontrolliert das *WNT*-Gen die Zellteilung und das Zellwachstum? Das Gen enthält die Bauanleitung für ein Boteneiweiß, welches benachbarten Zellen signalisiert, dass sie sich teilen sollen. Damit die Zellen dieses Boteneiweiß empfangen können, benötigen sie auf ihrer Oberfläche Rezeptoren, die das WNT-Boteneiweiß binden und das Signal ins Innere der Zelle weiterleiten. Hier eine Analogie: Die Nachrichten über den Ausgang eines Fußballspiels der Champions League erfahren wir meist nicht direkt im Stadion, sondern sie gelangt über mehre Fernsehsender und Kommentatoren oder Zeitungen zu uns. So ist es auch bei Signalen zwischen Zellen. Das WNT-Signal gelangt nicht direkt vom Rezeptor in den Zellkern, die Kommandozentrale, sondern es geht über mehrere Vermittlereiweiße, die alle das Signal auch wieder interpretieren und kommentieren.

Man spricht von einer eigentlichen Signalkaskade. Diese beginnt mit dem WNT-Boteneiweiß und reicht über den Rezeptor und verschiedene Vermittlereiweiße bis in den Zellkern. Dort wird das Signal von Schaltereiweißen, sogenannten Transkriptionsfaktoren, empfangen. Diese Transkriptionsfaktoren rufen dann das Zellteilungsprogramm auf, indem sie die entsprechenden Gene anschalten. Sie sehen schon, dass bei einer solch komplizierten Signalübermittlung Fehler nicht nur im *WNT*-Gen zu Fehlern in der Zellvermehrung führen können. Fehler in der Funktion des Rezeptors oder der Vermittlereiweiße haben ähnliche Effekte.

Nun, dies scheint ja schon hinlänglich kompliziert. Jetzt kommt noch dazu, dass WNT bei Weitem nicht das einzige Boteneiweiß in unserem Körper ist, es gibt eine ganze Reihe unterschiedlicher Boteneiweiße, die an ihre spezifischen Rezeptoren binden und ihre eigenen Signalkaskaden in der Zelle aktivieren. Die meisten Zellen in unserem Körper erhalten meistens mehrere Signale gleichzeitig. Sie interpretieren diese Signale im Zellkern und entscheiden über die entsprechende Reaktion. Diese hochkomplexe Regulation hat sich in der Evolution herausgebildet, um mit großer Sicherheit festzulegen, dass sich Zellen nur zur richtigen Zeit am richtigen Ort teilen. – Während Sie hier sitzen und mir zuhören, entstehen in Ihrem Körper jede Sekunde eine Million neuer Zellen. Für die heutige Diskussion gehen wir nun aber zurück zu dem WNT-Signalweg, der die Zellteilung in der Fliege und in der Maus kontrolliert. Denn hier kommt Hans Clevers ins Rampenlicht. Er hat wie kein anderer die Forschritte im Verständnis dieses Signalwegs geprägt.

Obwohl Hans Clevers in Utrecht Medizin studierte, schlug sein Herz schon früh für die medizinische Forschung und so schloss er 1985 seine Ausbildung nebst dem Doktor der Medizin auch mit einer wissenschaftlichen Doktorarbeit ab. Gleich nach dem Abschluss seiner Doktorarbeit zog es ihn an die Harvard University, genauer an das Dana Farber Cancer Center als Postdokto-

rand. Sein Interesse galt der Frage, welche Transkriptionsfaktoren das Differenzierungsprogramm von Blutzellen steuern. 1991 folgte er dem Ruf als Professor ans Departement für klinische Immunologie an der Utrecht University. Weiterhin galt sein Interesse den Transkriptionsfaktoren, die die Differenzierung der Blutzellen steuern. Seine Gruppe identifizierte eine neue Gruppe von Transkriptionsfaktoren, die sie „T Cell Factors", oder kurz TCF, nannten. Jahre und nicht weniger als 20 Publikationen später war Hans Clevers der führende Experte auf dem Gebiet dieser Klasse von Transkriptionsfaktoren.

Es zeigte sich, dass diese Faktoren nicht nur in der Blutzelldifferenzierung eine Rolle spielen, sondern auch in der Entwicklung von Wirbeltieren und Insekten. Die Clevers-Gruppe stellte die erste molekulare Verbindung zwischen dem WNT-Signalweg und TCF her. Sie konnten zeigen, dass TCF an das bekannte WNT-Vermittler-Eiweiß β-Catenin bindet und so als Transkriptionsfaktor das WNT-Signal mit der Genexpression koppelt. Diese Experimente wurden am Frosch durchgeführt, wo Störungen im WNT-Signalweg zu Defekten in der Bildung der Körperachse führen.

Das nächste Teil im Puzzle kam von der Beobachtung, dass das Gen für β-Catenin in Darmkrebszellen oft mutiert ist und dadurch β-Catenin in verschiedenen Darmkrebszelllinien nicht abgebaut werden kann. Hans Clevers war der Erste, der die verschiedenen Puzzlesteine zusammenfügte: Wenn die Verbindung von β-Catenin mit TCF in der Froschentwicklung wichtig ist für die Übermittlung des WNT-Signals und wenn eine hohe Konzentration von β-Catenin ein Merkmal von Darmkrebszellen ist, dann ist der WNT-Signalweg und speziell die β-Catenin-TCF-Verbindung möglicherweise ursächlich an der ungehemmten Teilung von Darmkrebszellen beteiligt.

Im Jahr 1997 erschienen in der Zeitschrift Science 2 Artikel seiner Gruppe, die aufzeigten, dass der WNT-Signalweg ursächlich mit der Entstehung von Darmkrebs verbunden ist. Diese beiden Artikel wurden bis heute je ca. 2000-mal von anderen Gruppen zitiert und führen heute noch die Zitationsrangliste der Arbeiten von Hans Clevers an. Damit hatte er sein Forschungsgebiet gefunden und hat es seither nie mehr losgelassen. Konrad Basler, Professor in Zürich, der auf dem WNT-Signalweg in Fruchtfliegen arbeitet, sagt über Hans Clevers: „Engagiert und unermüdlich

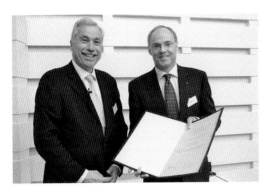

Professor Clevers bedankt sich bei Herrn Kirchfeld

erforscht er den Zusammenhang zwischen WNT-Signalling und Dickdarmkrebs. Andere kommen und gehen – er bleibt. Und er bleibt auch immer allen eine Nasenlänge voraus. Er scheut sich nicht, andere Systeme einzusetzen, wo sie ihn weiterbringen (C. elegans, Drosophila, Organkultur)." Hans Clevers selbst sagt: „This is my baby!"

Die Fortschritte auf diesem Gebiet sind weitgehend der Lohn seiner Hartnäckigkeit. In den letzten Jahren hat Hans Clevers nicht nur die Grundlagen zu neuen Therapieansätzen bei Darmkrebs gelegt, seine Gruppe hat auch Darmstammzellen identifiziert, die für die Erneuerung des Darmepithels verantwortlich sind. Unser Darmepithel muss sich ständig erneuern, da die Zellen unserem Darminhalt, einer sehr aggressiven Umgebung, ausgesetzt sind. Hans Clevers Gruppe gelang es, diese Darmstammzellen mittels eines bestimmten Zelloberflächenmoleküls aus dem Darmepithel zu isolieren und zu kultivieren. Es ist ihm sogar gelungen, aus diesen Stammzellen Miniorgane zu züchten. Diese Methode zeigt großes Potenzial in der regenerativen Medizin, sollte es doch auf diese Weise möglich werden, Stammzellen eines bestimmten Patienten zu gewinnen und an ihnen Medikamente zu testen, bevor man sie dem Patienten verabreicht.

Sie sehen, angefangen mit einem Transkriptionsfaktor aus Blutzellen sind in 20 Jahren durch die geschickte Kombination von verschiedenen Techniken und verschiedenen Organismen, wie Taufliegen, Fröschen und Fischen, die Grundlagen für neue Therapien für Darmkrebs und die regenerative Medizin entstanden. Dieses Beispiel zeigt einmal mehr deutlich, dass nur Grundlagenforschung solche überraschenden Entdeckungen zulässt. Es braucht kreative Köpfe und die Freiheit, zu forschen.

Hans Clevers ist für seine Arbeit mit zahlreichen internationalen Preisen ausgezeichnet worden. Unter anderem erhielt er 2004 den Schweizer „Louis Jeantet Prize", 2005 den „Memorial Sloan-Kettering's Katharine Berkan Judd Award" und 2006 den israelischen „Rabbi Shai Shacknai Memorial Prize". 2008 wurde ihm eines der viel begehrten ERC-Forschungsprojekte bewilligt. Diese ERC-Projekte (ERC = European Research Council) werden kompetitiv an Europas beste Forscher und Forscherinnen vergeben.

Auch in Holland ist Hans Clevers ein Star. Im vergangenen Dezember wurde über ihn ein Dokumentarfilm gedreht. In diesem Film sieht man ihn früh morgens beim Joggen. Gleich vor dem Duschen beantwortet er im Büro die erste Runde E-Mails. Neben seiner Arbeit gibt es auch ein wichtiges Familienleben mit seiner Frau Eefke, die ihn hier nach Hamburg begleitet hat und die ich an dieser Stelle auch ganz herzlich begrüßen möchte. Sie haben zwei erwachsene Söhne von 18 und 20 Jahren. Die Familie genießt ihre Ferien oft in der Schweiz, in Evolene, in einem kleinen schmucken Tal im Wallis, wo sie ein Ferienhaus besitzt. Ich bin überzeugt, dass, wenn Hans Clevers auf seiner Terrasse in Evolene eine Fliege ins Weinglas fliegt, er sich daran erinnert, dass diese Fliege ein ständiger Begleiter seiner wissenschaftlichen Karriere war. Es freut mich deshalb sehr, Hans Clevers jetzt das Wort zu übergeben, damit er uns in seinen eigenen Worten von seinem wissenschaftlichen Baby berichtet.

Die Jung-Stiftung für Wissenschaft und Forschung
verleiht auf Vorschlag
des hierfür berufenen Kuratoriums den

ERNST JUNG-PREIS FÜR MEDIZIN 2011

in Höhe von 150.000 EURO

Herrn Professor
Hans Clevers, MD PhD

Herr Professor Clevers erhält den Preis in Würdigung und zur Fortsetzung seiner bahnbrechenden Forschungsarbeiten zur Aufklärung der molekularen Ursachen des Darmkrebses, die einen großen Nutzen für die weitere Entwicklung innovativer Therapien erwarten lassen.

Hamburg, den 6. Mai 2011

VORSITZENDER DES VORSTANDES   VORSITZENDER DES KURATORIUMS

Annahme und Dank

Professor Hans Clevers MD PhD

I am very grateful to the Trustees and Executive Board of the Jung Medical Foundation. The 2011 Ernst Jung Medical Award is a highlight in my career and I am pleased to share this year's honor with Professor Christian Büchel.

What endeavors have led to this moment? Let me give you a description of my meanderings though medicine and science. My academic training started at the Utrecht University where I studied both biology and medicine. I hesitated for a long time between my two passions: the curiosity of the biomedical scientist and the social and societal aspects of clinical work. Unfortunately, the Netherlands did not offer a career structure in which both passions could be accommodated. I found a training position in pediatrics, and was asked to start with a year in the research lab. This resulted in a PhD degree in immunology at the end of that year, 1985. And in the realization that both I and my future patients would be much better off if I were to pursue a career in science. Molecular biology was rapidly gaining prominence in those days. But Holland, like Germany, had introduced restrictive laws because of its potential dangers. Me and my wife Eefke therefore decided to move to the US for postdocs. My mentor and current friend at Harvard was a Dutch immunologist, Cox Terhorst.

I was thrown in the deep and learned how to clone genes. But I was also exposed to the tough reality of science done-the-American-way. After four years and at the age of 32, I moved back to Utrecht to start a small, but independent lab. This was the typical thing to do in the American system but was (and still is) far from obvious in our Dutch universities. Two years later, I was again thrown into the deep: I became head of Clinical Immunology, a Department with significant teaching and research responsibilities. It also included a large diagnostics lab, HLA typing and a bone marrow transplantation lab.

My lab made slow but steady progress. In our first year, 1989, Marc van de Wetering cloned a T cell-specific transcription factor, TCF1, on which all our work has been based since. It took

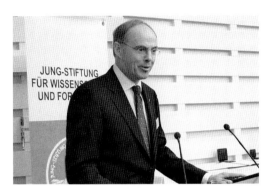

Professor Clevers

us, and Professor Walter Birchmeier in Berlin, seven years to realize that TCF factors were the missing piece of the WNT signaling puzzle. WNT signaling was originally discovered here in Germany by Janny Nusslein-Volhard and Eric Wieschaus. We showed that TCFs are the buttons on the genome that are pushed when cells receive WNT signals from their neighbors. We quickly teamed up with Bert Vogelstein and showed that in colon cancer it is exactly this process that goes awry.

It took another half decade, and the development of microarraying by Pat Brown at Stanford, for us to determine what genes exactly are controlled by TCFs. With Pat Brown, we generated a list of about 60 WNT target genes that have kept us going until now, and for many years to come. The lab was temporarily transformed in a zoo, when we studied mice, frogs, zebra fish, fruit flies and even worms. I learned to appreciate that – although these creatures superficially look very different – they all have DNA and they can be studied with the standard equipment present in a human immunology lab.

In 2002, the lab had eventually been transformed from a T cell lab into a gut biology lab. My administrative duties as department head had been exponentially growing. But administration was not really my passion. I decided to move my entire lab to the neighboring Hubrecht Institute of the Royal Dutch Academy of Sciences. I shared the directorship with Ronald Plasterk for five years, after which he left to join the Dutch government. Our recent affiliation with the Utrecht University Hospital has lead to a significant increase in our budget, and consequently in the size of the institute and in ever-intensifying collaborations with the clinic.

The move to the gut field has been very rewarding. We found that clinical research in gastroenterology is very well developed. But although the intestine provides a fantastic model for basic research on stem cells and cancer, this had hardly been explored. Having learned from the successes of immunology that technology development is key to progress, we set out to generate reagents and animal models to study self-renewal, stem cells and cancer of the intestine. This has culminated in the discovery of the Lgr5 gene as a marker for several novel stem cell types by Nick Barker. The mice that Nick has devel-

oped are now widely used to study adult stem cell behavior in health and disease.

I have come to appreciate heading a lab that eternally stays at an average age of 28. Many young colleagues have passed through: undergraduate and PhD students, postdocs, technicians. Some were extremely talented. Others had more than their share of luck. But all have left their mark, one way or another, on the road that we have marched down into the terra incognita of adult stem cells.

I again want to express my gratitude to the Trustees and Executive Board of the Foundation. We are now at a point where we can isolate single Lgr5 stem cells from a variety of internal organs and we have performed the first successful transplantations of human colon stem cells to recipient mice. The Jung award will support our efforts to translate this technology to a clinical application.

Thank you!

Laudatio

Professor Dr. med. Rolf A. K. Stahl auf Herrn Professor Dr. med. Christian Büchel

Liebe Mitglieder des Vorstandes der Jung-Stiftung, sehr geehrte Damen und Herren!

Bei der Untersuchung von Personen mit einer pathologischen Spielleidenschaft hat die Arbeitsgruppe von Christian Büchel gefunden, dass die Schwere der Spielleidenschaft mit einer verminderten Aktivierung von bestimmten Arealen des Striatums im zentralen Nervensystem einhergeht. Diese Schlussfolgerung war möglich durch die Anwendung der funktionellen Bildgebung, deren methodische Grundlage die Magnetresonanztomografie ist. Diese Untersuchungstechnik ermöglicht es, die molekularen und anatomisch zellulären Vorgänge mit bewussten Leistungen des Gehirns zu verbinden, und bildet damit eine Brücke zwischen den somatischen Veränderungen des Gehirns und seinen kognitiven Leistungen. Unser Preisträger hat mit dem Einsatz der funktionellen Bildgebung bahnbrechende Erkenntnisse im Verständnis der Funktion des Gehirns erhoben. Die Schwerpunkte der wissenschaftlichen Arbeiten von Herrn Büchel sind Ursachen und Lokalisation der Schmerzentstehung sowie die Rolle von Angst und Furcht beim Vorgang des Lernens.

Die molekulare Grundlage der Schmerzentstehung wird vorwiegend durch endogene Opioide vermittelt. Das sind Erkenntnisse, die täglich in der Medizin therapeutisch genutzt werden. Es ist aber unklar, welche Areale im Gehirn bei der Schmerzentstehung eine Rolle spielen. Die Arbeitsgruppe von Herrn Büchel konnte belegen, dass Areale im präfontalen und rostralen cingulären Kortex des Gehirns dafür verantwortlich sind und dass darüber hinaus das Rückenmark eine wichtige Rolle spielt. Diese Befunde waren entscheidend für das Verständnis darüber, wo im Gehirn Schmerz entsteht und wie er vielleicht beeinflussbar ist.

Ein weiterer Schwerpunkt der Arbeiten von Herrn Büchel befasst sich mit der Frage, was beim Lernen im Gehirn des Menschen vor sich geht. Dabei sind Furcht und Angst sowie Erinne-

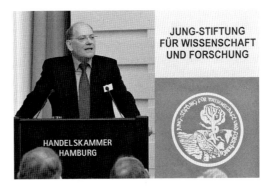

Professor Stahl

rungsvermögen wichtige konditionierende Größen, die den Lernvorgang bestimmen.

Durch besondere experimentelle Versuchsanordnungen und unter Einsatz wiederum der funktionellen Bildgebung gelang es zu zeigen, dass sich das Gehirn beim Lernen an Ereignisse aus der Vergangenheit erinnern muss, um Vorhersagen und Entscheidungen zu treffen. Zitat Büchel: „Wenn der Blick weit zurück geht, dann wird die Information aus vielen Situationen zusammengefasst, sodass langfristige Regeln und deren Veränderungen erkannt werden können. Geht der Blick nur kurz zurück, dann reagiert man nur auf die unmittelbar vorangegangene Situation. Der Blick in die Vergangenheit findet vorwiegend im Hippocampus statt, während für kurz zurückliegende Ereignisse die Wahrnehmungsareale im Gehirn verantwortlich sind. Beide Prozesse sind wichtig, da wir uns in vielen Dingen langfristig auf die Situation einstellen, andererseits aber, z. B. bei schlechten Erfahrungen, die durch Angst oder Furcht gekennzeichnet sind, möglichst schnell auf erneute Anforderungen reagieren müssen."

Die von mir in wenigen Sätzen zusammengefassten Befunde sowie die von Herrn Büchel und seiner Gruppe neu entwickelten Methoden der funktionellen Bildgebung sind als Ausdruck ihrer hervorragenden wissenschaftlichen Qualität in Journalen wie *Science, Nature Neuroscience, Lancet, Proc. Nat. Aca. of Science* und anderen hochrangigen Zeitschriften veröffentlicht.

Wie ist Herr Büchel zum erfolgreichen Wissenschaftler geworden?

Seine Biografie beginnt am 14. Dezember 1965. Nach Grundschule und Gymnasium hat er von 1987 bis 1993 an der Universität Heidelberg Medizin studiert und mit „summa cum laude" promoviert. Thema seiner Arbeit war die Entwicklung einer Echtzeitmessmethode, um Dyskinesien zu analysieren, also – wie so oft – sind die Inhalte einer Promotionsarbeit der Ausgangspunkt für eine wissenschaftliche Laufbahn. Herr Büchel hat nach dem Studium und der Promotion seine Ausbildung zum Neurologen in der von Herrn Professor Diener geleiteten Abteilung für Neurologie an der Universität Essen begonnen.

Ein entscheidender Schritt seiner wissenschaftlichen Entwicklung war eine Fellowship am Welcome-Department für Kognitive Neurologie am Institut für Neurologie in London in der Arbeitsgruppe von Herrn Professor Friston. Dort hat er grundlegende Erkenntnisse in der Methodik und Konzeption seiner Studien erarbeitet und die Basis für seine herausragenden wissenschaftlichen Arbeiten gelegt. Parallel zur klinischen Neurologie hat sich Herr Büchel auch der klinischen Psychiatrie gewidmet. Zusammen mit Herrn Professor Weiller ist Herr Büchel von Essen nach Jena gewechselt und kam im Jahr 2000 nach Hamburg. 2005 erhielt er den Ruf auf einen „Lehrstuhl für Kognitive Neurowissenschaften" und wurde Direktor des „Instituts für Systemische Neurowissenschaften" am Universitätsklinikum Hamburg-Eppendorf. Diese Position hält er auch heute.

Die wissenschaftliche Leistung von Herrn Büchel wurde schon mehrfach ausgezeichnet. Exemplarisch seien der Heinrich-Pette-Preis im Jahr 2003 sowie der „Young Investigator Award" der Organisation für Human Brain Mapping im Jahr 2004 erwähnt. Herr Büchel hat für seine besondere Fähigkeit in der Förderung des wissenschaftlichen Nachwuchses im Jahr 2007 auch den Mentorship-Award der Claussen-Simon-Stiftung Hamburg erhalten.

Und kurz nachdem die Jung-Stiftung für Wissenschaft und Forschung die Entscheidung getroffen hatte, Herrn Büchel mit dem Ernst Jung-

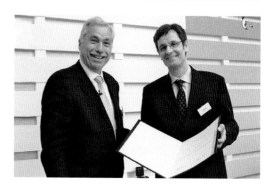

Herr Kirchfeld überreicht die Urkunde an Professor Büchel

Preis für Medizin für das Jahr 2011 auszuzeichnen, hat er von der Deutschen Forschungsgemeinschaft den Gottfried-Wilhelm-Leibniz-Preis für das Jahr 2011 erhalten.

Was macht Herr Büchel, wenn er sich nicht mit Furcht, Angst, Lernen und Schmerz beschäftigt? Er ist verheiratet, hat drei Kinder und widmet sich sicherlich in der Freizeit seiner Familie, aber er ist auch manchmal auf Hamburgs Straßen unterwegs. Nimmt man sich die Ergebnislisten der Hamburg-Marathon-Läufe der vergangenen Jahre vor, dann findet man dort den Namen von Christian Büchel als Ausdruck der Tatsache, dass er nach 42 km und einigen Stunden körperlicher Aktivität ins Ziel kam. Das Ziel zu erreichen, bedarf der Vorbereitung; und Schmerz, Furcht und Lernen können Erfahrungen beim Marathonlauf sein.

Nimmt man noch einmal einen Befund aus der Arbeit von Herrn Büchel zu den schon erwähnten pathologischen Spielerpersönlichkeiten auf, dann haben diese Menschen ja ein supprimiertes Belohnungssystem. Ich habe mich gefragt, ob sehr aktive Wissenschaftler und Marathonläufer vielleicht besonders viel arbeiten müssen, damit ihr Belohnungssystem zufriedengestellt wird. Sollten Sie dieses Thema noch nicht bearbeitet haben, Herr Büchel, ergibt sich vielleicht hier ein neues weites Feld.

Lieber Herr Büchel, die Jung-Stiftung für Wissenschaft und Forschung wünscht für Ihre weiteren wissenschaftlichen Arbeiten viel Erfolg und Ihnen persönlich und Ihrer Familie alles Gute. Herzlichen Glückwunsch!

Die Jung-Stiftung für Wissenschaft und Forschung
verleiht auf Vorschlag
des hierfür berufenen Kuratoriums den

ERNST JUNG-PREIS FÜR MEDIZIN 2011

in Höhe von 150.000 EURO

Herrn Professor
Dr. med. Christian Büchel

Herr Professor Büchel erhält den Preis in Würdigung und zur Fortsetzung seiner wegweisenden
Forschungsarbeiten zum besseren Verständnis der Arbeitsweise des menschlichen Gehirns,
insbesondere der Gedächtnisentwicklung und der Entstehung von Angst und Sucht.

Hamburg, den 6. Mai 2011

VORSITZENDER DES VORSTANDES   VORSITZENDER DES KURATORIUMS

Annahme und Dank

Professor Dr. med. Christian Büchel

Sehr geehrte Frau Staatsrätin Dr. Böhlke, sehr geehrter Herr Kirchfeld, sehr geehrter Vorstand, sehr geehrtes Kuratorium, liebe Kolleginnen und Kollegen, sehr geehrte Damen und Herren,

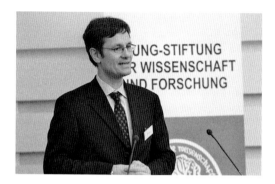

Professor Büchel

es ist für mich eine sehr große Ehre, heute den Ernst Jung-Preis für Medizin in Empfang zu nehmen. Damit verbunden ist eine stattliche Summe Geldes, aber dieser Preis ist vielmehr eine sehr große Ehre für mich, vor allem wenn man die Galerie herausragender Wissenschaftler betrachtet, die bereits vor mir den Ernst Jung-Preis für Medizin erhalten haben.

Obwohl es für mich natürlich eine besondere Freude ist, einen „hanseatischen" Preis in Empfang zu nehmen, so möchte ich doch betonen, dass dieser Preis zwar aus Hamburg kommt, er aber ein internationaler Preis ist und ich mich daher noch mehr darüber freue.

Mein erster Dank geht daher auch an die Jung-Stiftung, die es sich zur Aufgabe gemacht hat, die Wissenschaft zu fördern. Wer in die Wissenschaft investiert und die Resultate seines Handelns bewundern möchte, der muss lange warten, um nicht enttäuscht zu werden. Wissenschaft ist auch in unserer schnelllebigen Zeit immer noch eine langwierige Angelegenheit, bei der große Erfolge erst nach mehreren Generationen sichtbar werden. Es ist deswegen besonders schön, dass ein Hamburger Kaufmann die Weitsicht bewiesen hat, eine Stiftung für die medizinische Forschung zu gründen. Dafür möchte ich dem Gründer der Stiftung, der leider nicht mehr unter uns ist, sehr herzlich danken.

Preise gehen meistens an Individuen, sind aber fast immer und so auch in meinem Fall der Verdienst einer Gruppe. Die kognitive Neurowissenschaft, mein Forschungsgebiet, ist ein höchst interdisziplinäres Feld. Als Mediziner kann ich zwar Ideen entwickeln und Hypothesen aufstellen, z. B. dass beim Stottern die Verbindung zwischen Gehirnregionen gestört ist. Ich kann das aber nur nachweisen, weil Physiker in unserer Gruppe unseren Kernspintomografen so programmiert haben, dass wir uns die Faserverbindungen im Gehirn damit anschauen können. Ich möchte daher allen Mitgliedern meiner Arbeitsgruppe, derzeitigen wie früheren, für die inspirierende Zusammenarbeit danken. Weiterhin geht mein Dank an meine Mentoren, die mich in die spannende Welt der Forschung eingeführt haben und die meine Arbeit noch immer prägen.

Weiterhin möchte ich natürlich meinen Eltern und meiner Familie danken, die mir sehr viel Freude schenken und mich vor allem als Wissenschaftler tolerieren. Das Problem, mit einem Wissenschaftler zusammenzuleben ist, dass beim Wissenschaftler die Grenzen zwischen Beruf und Freizeit verwischen. Wenn ich sonntags nachmittags E-Mails beantworte, dann ist das für mich eine Art Freizeitbeschäftigung. Meine Frau sieht das anders. Ich habe begonnen, das zu verstehen, bin mir aber nicht sicher, ob ich das ändern kann. Das andere, was ich bezüglich meiner Frau erwähnen möchte, ist, dass sie es mir verboten hat, bei Preisverleihungen zu sagen, sie habe mir immer den Rücken freigehalten, obwohl es zumindest teilweise zutrifft, denn ohne ihre Unterstützung würde ich jetzt nicht hier stehen. Ich möchte ihr aber vor allem für ihre intellektuelle Unterstützung danken. Ihre kritischen Fragen, vor allem nach der Relevanz meiner Forschung, haben mich immer wieder zum Nachdenken gebracht und dadurch wichtige „Kurskorrekturen" meines wissenschaftlichen Denkens bedingt.

Aber nicht nur meine Familie, sondern auch das berufliche Umfeld hat einen großen Anteil an diesem Preis. Hier möchte ich insbesondere dem Laudator Rolf Stahl danken. Natürlich für seine Laudatio, aber vielmehr dafür, dass ich überhaupt noch in Hamburg bin. Als Dekan hat er sich im Jahr 2003 dafür eingesetzt, dass für mich am UKE ein eigenes Institut gegründet wurde. Dafür möchte ich ihm an dieser Stelle ausdrücklich meinen Dank aussprechen. Er hat sich damals für mich weit aus dem Fenster gelehnt und deswegen ist es mir besonders wichtig hervorzuheben, dass die jetzigen Erfolge, wie der Ernst Jung-Preis für Medizin, aber auch der Leibniz-Preis, maßgeblich auf seine Zeit als Dekan der medizinischen Fakultät zurückgehen.

Zum Abschluss möchte ich es nicht versäumen, der Freien und Hansestadt Hamburg dafür zu danken, dass Spitzenforschung hier ein Zuhause hat. Das geschieht zum einen ganz einfach dadurch, dass Wissenschaftler gerne in diese schöne Stadt kommen und hier bleiben, zum anderen aber auch, weil die Bedingungen, hier exzellente Wissenschaft zu betreiben, kontinuierlich besser werden. Ich freue mich daher besonders darüber, dass mit diesem Preis auch der Wissenschaftsstandort Hamburg geehrt wird.

In der Wissenschaft ist es ähnlich wie in anderen Lebensbereichen, Erfolge verblassen schnell und man sollte sich nicht darauf ausruhen, sondern schnell in die Zukunft schauen, um weiterhin erfolgreich zu bleiben. Medizinische Forschung ist aufwendig und teuer, insbesondere, wenn man mit Großgeräten, wie wir mit Kernspintomografen, forscht. Der technische Fortschritt schreitet schnell voran und das damals modernste Gerät, das uns vor 10 Jahren von der DFG zur Verfügung gestellt wurde, ist mittlerweile in die Jahre gekommen. Es ist deswegen derzeit unser wichtigstes Anliegen, einen neuen, modernen Ultrahochfeld-Kernspintomografen nach Hamburg zu bekommen, um auch weiterhin international auf höchstem Niveau medizinische Forschung betreiben zu können. Obwohl der Ernst Jung-Preis für Medizin nicht ganz ausreicht, um dieses Gerät zu beschaffen, so ist diese Auszeichnung doch symbolisch sehr hilfreich für dieses Unternehmen.

In diesem Sinne werde ich mich bemühen, dem Vertrauen, das durch den Ernst Jung-Preis für Medizin ausgedrückt wurde, gerecht zu werden und freue mich auf spannende Jahre der medizinischen Forschung in Hamburg.

Laudatio

Professor Dr. med. Dr. rer. nat. Thomas J. Jentsch auf Herrn Professor Michel Lazdunski PhD

Sehr geehrte Damen und Herren, liebe Kollegen vom Kuratorium und vor allem liebe Preisträger, cher Michel,

Organismen kommunizieren miteinander in vielfältiger Weise, und das Gleiche gilt auch für die einzelnen Zellen eines komplexen Organismus. Unablässig tauschen sie Informationen aus, aber auch Substanzen aller Art, die für das Leben unverzichtbar sind. Kleine organische Moleküle und geladene Atome, d. h. Ionen, überwinden dabei die Zellmembran auf vielerlei Art, fast immer vermittelt durch spezielle Eiweißmoleküle, Proteine, die in die Membran eingebettet sind. Es gibt zum Beispiel spezielle Transportproteine für Glukose oder Aminosäuren, die Bausteine der Proteine. Besonders vielfältig und wichtig sind Transportmechanismen für geladene Teilchen, Ionen, z. B. für Natrium oder Chlorid, die Bestandteile unseres Kochsalzes.

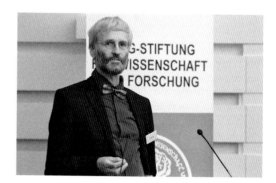

Professor Jentsch

Der Transport dieser und anderer Ionen, wie Kalium und Kalzium, müssen eng reguliert werden, da sie vielfältige Einflüsse ausüben: Da Ionen elektrisch geladen sind, entsteht bei ihrem Transport durch sogenannte Kanäle, dies sind in die Membran eingebettete Proteine, die eine oft für bestimmte Ionen hochspezifische Pore besitzen, elektrischer Strom. Diese elektrischen Ströme sind die Grundlage für die Datenverarbeitung in unserem Gehirn. Damit Ionen durch diese Kanalporen durch Diffusion passiv hindurchtreten, bedarf es unterschiedlicher Ionenkonzentrationen inner- und außerhalb der Zelle. Diese werden wiederum durch eine andere Klasse von Transportproteinen, die sogenannten Pumpen, eingestellt. Auch muss die Kalziumkonzentration innerhalb der Zelle sehr gering gehalten werden und nur auf bestimmte Stimuli hin ansteigen, da Kalziumbindung an viele Proteine deren Funktion verändert und sie reguliert. Dies ist z. B. bei der Muskelkontraktion der Fall, oder auch bei der Sekretion von Hormonen wie Insulin. Oder die Konzentration von geladenen Wasserstoffatomen, Protonen, bestimmt, wie sauer es in einer Zelle ist — was angegeben wird durch den bekannten pH-Wert.

Daher spielt der Transport von geladenen Teilchen durch Membranen bei vielerlei Vorgängen in unserem Körper wie bei allen Lebewesen eine herausragende Rolle – bei der Sinneswahrnehmung wie dem Hören, Riechen, Schmecken, der Empfindung von Wärme, Kälte und Schmerz ebenso wie bei der Muskelfunktion, der Regulierung des Salz- und Wasserhaushalts in der Niere und bei zahllosen anderen Vorgängen, die sicher noch gar nicht alle im Detail bekannt sind. Bei Störungen kommt es oft zu schweren Erkrankungen. Ionenkanäle sind auch wichtige Zielstrukturen für Pharmaka, da man über sie oft sehr spezifisch verschiedene Prozesse beeinflussen kann.

Ionenkanäle und -transporter, die Proteine, die für diese Ladungsverschiebungen verantwortlich sind, werden nun schon seit einigen Jahrzehnten intensiv untersucht. Mit unserem heutigen Preisträger, Michel Lazdunski, haben wir einen der Pioniere dieses Forschungszweiges bei uns zu Gast, der sich seit den frühen 1970er-Jahren mit diesem Thema befasst und an Entdeckungen beteiligt ist, die heute in vielen Forschungslabors genutzt werden. Ganz im Vordergrund steht bei ihm immer das Interesse an der Pharmakologie, der Therapie.

Michel Lazdunski ist sehr früh in die Forschung eingestiegen. Geboren in Marseille, absolvierte er bereits mit 22 Jahren als Ingenieur (für Chemie) eine der prestigeträchtigen Grandes Écoles (die École Nationale Supérieure de Chimie) im südfranzösischen Clermont-Ferrand. Anschließend promovierte er 1962 zum ersten Mal an der Laval-Universität im französischsprachigen Québec in Kanada in physikalischer Chemie, um danach wieder nach Marseille zurückzukehren. Und in Südfrankreich, genauer in der Region Provence-Alpes-Côte d'Azur, ist er seitdem bis heute auch geblieben und hat sie zu einem Zentrum der Ionenkanalforschung ausgebaut.

In seiner Geburtsstadt promovierte er am nationalen Forschungszentrum CNRS 1964 ein zweites Mal in der damals noch jungen Disziplin der Biochemie und begann damit eine Forscherkarriere, die ihn heute bis nach Hamburg führt. 1968 wurde er, wie er selbst schreibt, von dem Molekularbiologen und Nobelpreisträger von 1965, Jacques Monod, auf den Lehrstuhl für Biochemie an der Universität Nizza „geschickt". Die Bekanntschaft mit diesem ursprünglich aus Cannes stammenden Wissenschaftler bezeichnet er heute als eine der entscheidendsten seiner Laufbahn.

In Nizza gründete Michel Lazdunski bald das CNRS-Institut für Biochemie, dessen Leitung er 16 Jahre lang bis 1989 innehatte – um gleich nach seinem Ausscheiden, noch im selben Jahr, ein neues Institut auf dem Wissenschaftscampus Sophia-Antipolis bei Nizza zu gründen, das CNRS für molekulare und zelluläre Pharmakologie. Diese Einrichtung leitete er weitere 14 Jahre. Doch damit nicht genug. Von 1991 bis 2001 war er Professor für Molekulare Pharmakologie am Institut Universitaire de France. Seit 1993 war er Professor für Pharmakologie an der medizinischen Fakultät von Nizza und gründete dort 2006 das CNRS-Institut für molekulare Neuromedizin, dem er bis heute vorsteht. Und um sein Profil als Spitzenforscher, Wissenschaftsmanager und Unternehmerpersönlichkeit abzurunden, gründete er vor zwei Jahren die Firma *Theralpha* und wurde außerdem noch Vizepräsident des in Singapur angesiedelten Forschungsunternehmens *Moleac*.

Zu Anfang seiner Karriere beschäftigte sich Lazdunski in den 1960er-Jahren vor allem mit Protein-Protein-Wechelwirkungen und mit Mechanismen der enzymatischen Katalyse. Seit nunmehr etwa 25 Jahren stehen nun aber die bereits erwähnten Ionenkanäle im Zentrum seiner Forschung. Von diesen hat er eine ganze Reihe mit höchst unterschiedlichen Funktionen untersucht. Besondere Aufmerksamkeit hat bei ihm immer die Regulation des Ionentransports gefunden – einerseits durch natürliche Mechanismen wie durch Temperatur, durch mechanischen Stress oder durch den pH-Wert. Andererseits interessiert ihn ganz besonders die pharmakologische Beeinflussung – so hat er gezeigt, dass bestimmte Kaliumkanäle Zielstrukturen für die Wirkung von Anästhetika sind, und sein Team hat wesentlich zur Aufklärung der Wirkung von Kalziumkanal-Blockern beigetragen und zur Identifizierung eines bestimmten Kaliumkanals als Zielstruktur von Sulfonylharnstoffen, sehr häufig verwendeten Medikamenten zur Behandlung der Zuckerkrankheit. Michel Lazdunski hat eine Gruppe ungewöhnlicher Substanzen genutzt, um diese Reaktionsmechanismen aufzuklären: natürliche Giftstoffe. Er untersuchte die Toxine beispielsweise von Seeanemonen, Skorpionen, Schlangen, Bienen und Planktonalgen und entdeckte, dass diese ganz spezifisch auf bestimmte Ionenkanäle wirken. Mithilfe dieser Verbindungen konnte er die Kanäle dann gezielt untersuchen, aber auch Grundsteine für die Entwicklung spezifischer Pharmaka legen.

Immer sehr wichtig waren Lazdunski die medizinischen Anwendungen seiner Forschung. Hier ergaben sich im Laufe der Zeit zahlreiche Anknüpfungspunkte, sind doch Ionenkanäle bei vielen Erkrankungen bzw. an der Wirkung von Medikamenten beteiligt, etwa bei Bluthochdruck, Herzrhythmusstörungen, Herzschwäche, zerebraler und spinaler Ischämie, Muskelerkrankungen, Diabetes, zystischer Fibrose und glaukombedingten Retinaschäden, um nur einige zu nennen, die bei seinen Forschungen eine besondere Rolle gespielt haben. Seine neugegründete Firma *Theralpha* beschäftigt sich insbesondere mit der Entwicklung von schmerzstillenden Peptiden für Krebspatienten bzw. Patienten mit Arthritis oder rheumatoider Polyarthritis, ein Thema, das ihm ebenfalls sehr am Herzen liegt.

Aus seiner Umgebung hört man, dass Michel Lazdunski sehr hart arbeitet und sehr kompetitiv ist, und dies nicht nur in der Wissenschaft. Der andere, private Michel ist sehr charmant, kümmert sich um die Leute in seinem Labor und feiert mit ihnen Feste.

Durch seine Forschungs-, Gründungs- und Aufbautätigkeiten hat er für die biowissenschaftliche Forschung in Südostfrankreich Meilensteine gesetzt. Viele seiner ehemaligen Mitarbeiter sind jetzt selbst international bekannte Forscher – Michel hat eine Schule der Ionenkanalforschung in Frankreich begründet. In seiner immer noch knappen Freizeit betreibt er gerne Sport, liest, tanzt – wie man hört, ist er sogar ein exzellenter Tänzer – und besucht Konzerte. Hier verlässt er sich ganz auf die Fachkunde und das Organisationsgeschick seiner Ehefrau Catherine, selbst Historikerin.

Aus fast einem halben Jahrhundert Forschungstätigkeit sind inzwischen weit über 500 Publikationen hervorgegangen, die über 40 000-mal zitiert wurden. Michel Lazdunski ist zudem ein gefragter Redner, ein begabter akademischer Lehrer und ein großer Organisator. Er wurde bereits mit zahlreichen Preisen ausgezeichnet, unter anderem der Silber- und Goldmedaille des CNRS, dem Grand Prix de l'Académie des Sciences und vielen anderen. Er ist Mitglied mehrerer wissenschaftlicher Akademien und wurde zum Mitglied der Ehrenlegion ernannt, die höchste Auszeichnung Frankreichs. Umso

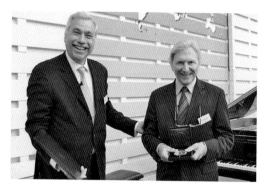

Professor Lazdunski bedankt sich für die Medaille.

mehr freuen wir uns, ihn heute hier bei uns begrüßen zu dürfen als weiteren würdigen Träger der Ernst Jung-Medaille für Medizin in Gold.

Cher Michel, je te félicite pour cette médaille d'or très, très méritée. Et je ne voudrais pas finir sans te dire que tes collaborateurs m'ont prié de te transmettre leurs félicitations et de te dire toute l'admiration et l'affection qu'ils te portent. Ils m'ont dit aussi que tu leur manques!

Die Jung-Stiftung für Wissenschaft und Forschung
verleiht auf Vorschlag
des hierfür berufenen Kuratoriums die

ERNST JUNG-MEDAILLE FÜR MEDIZIN IN GOLD
2011

Herrn Professor
Michel Lazdunski PhD

Herr Professor Lazdunski erhält die Ernst Jung-Medaille für Medizin in Gold für sein
wissenschaftliches Lebenswerk. Er hat sich höchst verdient gemacht um die Forschung auf dem
Gebiet der Ionenkanäle, die zu wissenschaftlichen Durchbrüchen auf dem Gebiet der Physiologie,
Pathologie und Pharmakologie geführt hat.

Hamburg, den 6. Mai 2011

VORSITZENDER DES VORSTANDES   VORSITZENDER DES KURATORIUMS

Annahme und Dank

Professor Michel Lazdunski PhD

In receiving this Gold Medal, I have in mind that each year there are more than 500 000 articles published in all fields of science related to medicine. These papers describe 500 000 discoveries. These are small, medium, or very important discoveries but they probably leave us with at least 50–100 scientific breakthroughs … per year! Therefore, it is a fantastic privilege to have been chosen among so many talented colleagues. I am immensely grateful to the President and the board of governors of the Jung Foundation, and of course to the scientific jury for this great honour. I am also very grateful to Professor Thomas Jentsch for his very generous description of my scientific career.

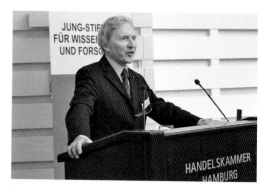

Professor Lazdunski

When I was a student, I had no special inclination for science and even less for research. I became a chemical engineer because my father was himself a chemical engineer. I went to North America because no one in my surroundings had done it. I chose enzyme catalysis by accident and because the topic was exotic to me. After a few years of work on enzymes and protein structures, I decided to gradually move to physiology, physiopathology and neuroscience. But how could I do that? Again, I had then absolutely no knowledge in any of these fields. However in my toolbox to study protein structures, I had a newly purified North African scorpion toxin. I simply decided that it would probably be interesting, or even useful to understand why it was neurotoxic, why it produced muscle paralysis and, at the end of course why it produced death.

I contacted colleagues who knew how to study how the nerve controls muscle contraction, and, after a few weeks, they came back to me saying that the scorpion toxin had very potent effects on electrical nerve conduction. This is when I heard for the first time the words "ion channels". Fortunately, I rapidly realized that ion channels are essential because they are the molecular machines which in the brain, in the heart, in muscle, in vessels, or in endocrine glands generate our bioelectricity. Two other things then also appeared to me immediately. The first one was that

if I wanted to study these nanogenerators of bioelectricity, I needed a potent pharmacology that I would probably find in natural substances, most probably from venoms of all sorts. The second idea was that because these channels are essential for our bioelectricity they would probably give us access to a large number of pathologies in the nervous system, in muscle, in the cardiovascular system.

That is why, over the years we tried to identify new toxins, new receptor sites for toxins from scorpions, snakes, sea anemones, bees, spiders but also from planctonic species and from plants. And, indeed, these venom peptides can paralyze muscles, they can alter contractions in the gastrointestinal and vascular systems, they can produce pain, they can produce epileptic seizures or cardiac arrhythmias and sudden death, they can radically change sleep rhythms but some of them can also be beneficial by stimulating arousal and memory, they can be analgesic, they may even fight depression… a fascinating set of compounds. They can mimick diseases, but they can also be used to cure diseases.

In some cases, however, it was clinical pharmacology which provided the tools to study some of the very important ion channels. This was the case for the calcium channel blockers, a class of drugs discovered by a previous recipient of the Ernst Jung-Prize, Professor Fleckenstein.

A class of drugs that had revolutionized the treatment of hypertension but the mechanism of these drugs action was unknown. This was also the case for antidiabetic sulfonylureas, a very important medication against type II diabetes. This drug class had been given to millions of patients but again its molecular target was unknown and it was fascinating to discover that the target was a very important ion channel which was not only present in the pancreas to control insulin secretion but also in the heart and in the brain where this particular channel is so important to make us sense hypo and hyperglycaemia, and in pathological situations such as stroke.

This is how we started to work on stroke and neuroprotection. And then, there was, without the help of any pharmacological strategy, the fortunate discovery of 2 important classes of ion channels which turned out to be essential for our capacity to perceive sensations associated with heat, cold, mechanical pressure, inflammation, all types of pain stimuli including psychological pain. Some of them are the main targets of volatile anaesthetics. Some of them are interesting targets for new generations of antidepressants. These channels brought us to the pain area and are central in our current research on pain where so much remains to be done. A tremendous number of people remain without any satisfactory treatment in terminal cancer situations, in situations of neuropathic pain, in postoperative pain situations, in fibromyalgia... Another aspect of our current research is to hopefully establish new treatments for another major, therapeutically unsolved medical situation that is stroke, a major cause of death and the first cause of handicap in our countries. This is done by exploring the potentialities of natural compounds contained in a Traditional Chinese Medicine.

All the work that leads me to Hamburg today has been carried out in close collaboration with probably more than 100 associates from at least 20 different countries. Of course, without them, without their dedication and their ideas, nothing would have been possible. I am infinitely grateful to them and particularly to a dozen of them who have been for so many years key partners for the most interesting of our findings. Of course nothing would have been possible without the constant support of my wife and of my children when they grew up. A scientist life is not always easy, it is not always paved with discoveries. There are all sorts of difficult periods during which one may be tempted to accept other offers. My wife, in these moments, always encouraged me to continue in what she thought was the most creative direction. I am very grateful to her.

Mr. Chairman, Members of the Boards, Ladies and Gentlemen, dear Colleagues again it is a very great privilege and a very great honour for me to receive this prestigious award and I thank you so much for your presence on this occasion.

Laudatio

Professor Wulf Palinski MD FRCP auf Dr. med. Stefan Schrader

Sehr geehrter Herr Kirchfeld, sehr geehrter Herr Schües, liebe Mitglieder des Vorstands und Kuratoriums, sehr geehrte Laureaten, meine Damen und Herren!

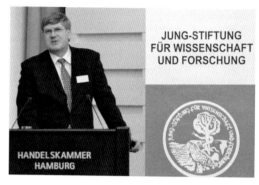

Professor Palinski

Die Kriterien für die Vergabe von medizinischen Preisen sind nicht unumstritten: Soll man die Bedeutung der Arbeiten auszeichnen, ihre methodische Eleganz oder die Originalität des Ansatzes? Genügt eine einzige Beobachtung, wenn sie prinzipiell neue Wege eröffnet? Soll man dem vorherrschenden Trend folgen und der Grundlagenforschung den Vorrang geben oder eher nach dem medizinischen Nutzen für den Patienten fragen? Und wenn ja, ist bereits der potenzielle Nutzen ausreichend, oder sollte man abwarten, bis sich die Relevanz in klinischen Studien erwiesen hat? Letzteres ist sicher ein berechtigtes Argument, denn allzu oft ist bereits morgen vergessen, was heute als bahnbrechend gefeiert wird, und umgekehrt haben sich viele zunächst unbeachtete oder gar kontroverse Ergebnisse später als von enormer praktischer Bedeutung erwiesen. Gerade bei einem Nachwuchswissenschaftler, der zwangsläufig noch nicht auf ein breites Spektrum vergangener Erfolge verweisen kann, ist es nicht ganz leicht, zwischen wissenschaftlicher Originalität und klinischem Potenzial eines Projektes abzuwägen.

Langer Rede kurzer Sinn: Die Jung-Stiftung hat sich nach intensiver Diskussion entschieden, dieses Jahr anstelle eines Grundlagen-Forschungsvorhabens ein translationales Projekt zu fördern, von dem erwartet werden kann, innerhalb absehbarer Zeit zur klinischen Anwendung zu gelangen. Ich darf Ihnen daher Herrn Dr. Stefan Schrader vorstellen, den Empfänger des diesjährigen Ernst Jung-Karriere-Förder-Preises für medizinische Forschung. Dr. Schrader erhält den Preis für sein Projekt zur Entwicklung eines mechanisch stabilen künstlichen Bindehautgewebes zur Rekonstruktion der Augenoberfläche.

Als Bindehaut bezeichnen wir die Schleimhaut, die die Innenseite der Augenlider überzieht und dann unter Bildung einer Tasche, der sog.

Fornix, nach vorne umschlägt und den äußeren Teil des Augapfels bis zur Hornhaut (Cornea) bedeckt. Sie dient zur gleichmäßigen Verteilung der Tränenflüssigkeit über die Cornea und verfügt auch selbst über Zellen, die Schleimstoffe (Muzine) und antibakterielle Proteine (Defensine) sezernieren. Wie andere Epithelarten verfügt die Bindehaut über die Fähigkeit, sich aus ihren Stammzellen stets wieder zu erneuern. Eine Reihe von Erkrankungen, z. B. die Autoimmunkrankheit okuläres Pemphigoid oder das meist durch Arzneimittelallergie verursachte Stevens-Johnson-Syndrom sowie Verbrennungen und Verätzungen können zu ausgedehnten Vernarbungen der Bindehaut oder der gesamten Augenoberfläche führen. Der Verlust einer funktionsfähigen Bindehaut verursacht chronische Entzündungsreaktionen und fortschreitende Schädigung der Cornea bis hin zu extrem schmerzhaftem Visusverlust und Erblindung. In schweren Fällen hilft dann nur noch eine chirurgische Wiederherstellung der Augenoberfläche. Wie wichtig dabei die Bindehaut ist, lässt sich daraus ersehen, dass eine chirurgische Rekonstruktion der Cornea ohne vorherige Rekonstruktion der Bindehaut fast immer fehlschlägt.

Steht genügend gesundes Bindehautgewebe zur Verfügung, z. B. wenn nur ein Auge betroffen ist, bietet sich für die chirurgische Wiederherstellung eine autologe Bindehauttransplantation an, da sich dadurch Abstoßungsreaktionen vermeiden lassen. Auch die Verwendung von Nasen- oder Mundschleimhaut kommt prinzipiell infrage, reicht jedoch bei ausgedehnten Schäden meist nicht aus. In diesen Fällen bleibt nur die Möglichkeit, künstliches Bindehautäquivalent zu verwenden. Während jedoch für die chirurgische Rekonstruktion der Cornea geeignete Ersatzgewebe zur Verfügung stehen, z. B. Amnionmembranen, stellt ein Bindehautersatz wesentlich höhere mechanische Anforderungen.

Das Projekt von Dr. Schrader befasst sich mit der Entwicklung und Optimierung eines mechanisch stabilen Bindehautersatzes, bei dem vom Patienten gewonnene Stammzellen auf einer künstlichen Kollagenmatrix kultiviert werden, bis sie ein ausreichend differenziertes und sekretorisch aktives Epithel bilden. Herr Schrader ist für dieses Projekt hervorragend qualifiziert und hat auch schon wesentliche Vorarbeiten geleistet, die die prinzipielle Machbarkeit dieses Ansatzes erwiesen haben. So hat er seit seiner Promotion im Jahr 2004 weitgehend an dieser Fragestellung gearbeitet, zunächst im Forschungslabor von Professor Geerling an der Augenklinik der Universität Lübeck und seit September 2008 über ein DFG-Forschungsstipendium am Department of Ocular Biology & Therapeutics des renommierten University College der Universität London. Das dortige Gastlabor von Dr. Julie Daniels verfügt über langjährige Erfahrung in der Differenzierung epithelialer Stammzellen für klinische Anwendung gemäß den GMP-(Good Manufacturing Practice-)Richtlinien der Europäischen Union. Herr Schrader hat dort unter anderem nachgewiesen, dass sich morphologisch normales menschliches Bindehautepithel aus Biopsiezellen kultivieren lässt und dass serumfreie Medien für die Co-Kultur von Bindehaut und Stammzellen verwendet werden können. Letzteres mag nach einem technischen Detail klingen, bedeutet jedoch einen erheblichen Sicherheitsgewinn gegenüber den bisher verwendeten tierischen Seren.

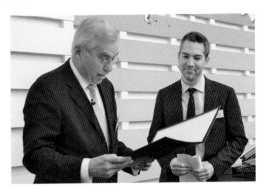

Herr Kirchfeld zeichnet Dr. Schrader aus

Die 3 Schwerpunkte seines von der Jung-Stiftung geförderten Projektes sind:
1. die Entwicklung verbesserter, serumfreier Zellkultursysteme, die einen hohen Anteil proliferationsfähiger und sekretorischer Epithelzellen ergeben;
2. die biomechanische Optimierung von Kollagenmatrizes, die mittels sogenannter „Plastikkompression" hergestellt werden und dem Bindegewebsersatz mechanische Stabilität verleihen und
3. die Untersuchung, ob sich aus Mund- oder Nasenschleimhaut gewonnene Progenitorzellen anstelle von Bindegewebszellen verwenden lassen.

Herr Schrader wird das Projekt zusammen mit Professor Geerling an der Universitätsaugenklinik Düsseldorf durchführen und durch biomechanische Untersuchungen an der Universität Braunschweig ergänzen. Die weitere Zusammenarbeit mit Dr. Daniels in London ist ebenfalls gesichert.

Da die chirurgischen Techniken zur Implantation derartiger Membranen bereits zur Verfügung stehen, erscheint ein klinischer Einsatz eines neuen Bindehautersatzgewebes innerhalb relativ kurzer Zeit möglich. Wir wünschen Herrn Schrader viel Erfolg und werden den Fortschritt seines Vorhabens mit Spannung und Erwartung verfolgen.

Die Jung-Stiftung für Wissenschaft und Forschung
verleiht auf Vorschlag
des hierfür berufenen Kuratoriums den

ERNST JUNG-KARRIERE-FÖRDER-PREIS
FÜR MEDIZINISCHE FORSCHUNG
2011

in Höhe von 210.000 EURO

Herrn
Dr. med. Stefan Schrader

Herr Dr. Stefan Schrader erhält diesen Preis für sein Projekt zur Entwicklung eines artifiziellen,
biomechanisch stabilen epithelialisierten Bindehautersatzgewebes zur Rekonstruktion der Augenoberfläche.
Dieses translationelle Vorhaben wird in der Erwartung gefördert, dass es mit großer Wahrscheinlichkeit
innerhalb absehbarer Zeit von klinischem Nutzen sein wird.

Hamburg, den 6. Mai 2011

VORSITZENDER DES VORSTANDES   VORSITZENDER DES KURATORIUMS

Annahme und Dank

Dr. med. Stefan Schrader

Sehr geehrte Mitglieder des Vorstands und des Kuratoriums der Jung-Stiftung, sehr geehrte Damen und Herren,

ich freue mich und empfinde es als große Ehre, den „Ernst Jung-Karriere-Förder-Preis für medizinische Forschung 2011" überreicht zu bekommen und möchte mich deshalb an dieser Stelle bei den Mitgliedern des Kuratoriums und des Vorstands der Jung-Stiftung für das entgegengebrachte Vertrauen und die Wertschätzung meiner Arbeit herzlich bedanken.

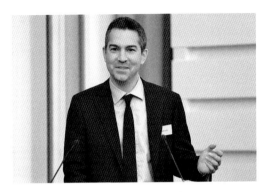

Dr. Schrader dankt

Immunologische Erkrankungen und Verletzungen können zu schwersten Vernarbungsreaktionen im Bereich der Augenoberfläche führen. Dies resultiert häufig in Lidfehlstellungen, trockenem Auge, starken Schmerzen im Bereich der Augenoberfläche sowie zum Teil schwerem Sehverlust bis hin zur Erblindung.

Der Leidensdruck bei diesen Patienten ist enorm, wobei nicht nur der Sehverlust selbst, sondern auch die starken chronischen Schmerzen als sehr belastend empfunden werden.

Die konservativen Therapiemöglichkeiten sind begrenzt, und häufig ist eine chirurgische Teilwiederherstellung der Augenoberfläche und der Stellung der Lider nötig, um die Beschwerden des Patienten und die Funktion der Augenoberfläche zu verbessern.

Allerdings sind die chirurgischen Techniken oft durch einen Mangel an gesundem Bindehautersatzgewebe limitiert, insbesondere, wenn viel Gewebe für große Transplantate benötigt wird.

Dies bedingt die Notwendigkeit für die Entwicklung neuer artifizieller Bindehautersatzgewebe.

Zur Transplantation auf die Augenoberfläche muss ein künstliches Bindehautäquivalent eine flexible Matrix mit guter Langzeitstabilität und Elastizität aufweisen. Es muss von der Augenoberfläche gut toleriert werden und darf keine Entzündungsreaktionen sowie Transplantatabstoßung induzieren. Außerdem ist eine Stammzellpopulation auf dem Transplantat erforderlich, welche in der Lage ist, differenzierte Epithelzel-len sowie die für den Tränenfilm essenziellen Becherzellen zu bilden, um eine kontinuierliche Erneuerung der natürlichen Zellpopulation auf der rekonstruierten Augenoberfläche sicherzustellen.

Während meiner Zeit als DFG-Stipendiat am Moorfields Eye Hospital und UCL Institute of Ophthalmology in London hatte ich die Möglichkeit, mich wissenschaftlich und klinisch intensiv mit Fragestellungen der Augenoberflächenrekonstruktion zu beschäftigen. Das dort im Labor von Professor Julie Daniels begonnene Projekt beschäftigt sich mit der Entwicklung eines künstlichen Bindehautersatzgewebes zur Wiederherstellung der Augenoberfläche. Im Rahmen der bisherigen Arbeit konnten wir unter anderem ein Modell etablieren, mit dem Bindehautstammzellen effektiver zum Zweck der klinischen Transplantation in vitro expandiert werden können. Zum anderen arbeiten wir an artifiziellen mechanisch stabilen Kollagensubstraten, die als Matrix der Stammzellen bei der Transplantation dienen sollen.

Ich möchte nach meiner Rückkehr nach Deutschland dieses Projekt auch mithilfe des „Ernst Jung-Karriere-Förder-Preises" weiterführen mit dem Ziel der Entwicklung eines biomechanisch stabilen, epithelialisierten Bindehautersatzgewebes für die klinische Anwendung.

Für die Fortführung meiner wissenschaftlichen Arbeit habe ich in Deutschland mit der Universitäts-Augenklinik in Düsseldorf eine, wie ich glaube, hervorragende Arbeitsstätte gefunden, da hier in der Behandlung solcher Erkrankungen eine lange Tradition besteht.

Ich freue mich zudem, dass diese Verleihung mir die Gelegenheit bietet, herzlich meinen wissenschaftlichen und klinischen Mentoren, Professor Gerd Geerling und Professor Julie Daniels, sowie meinem ehemaligen Chef, Professor Horst Laqua, für die engagierte und umfassende fachliche Betreuung sowie für ihre stets menschliche und humorvolle Unterstützung zu danken.

Der wichtigste Dank allerdings geht an meine Frau Birgit für viel Geduld und unablässige Unterstützung sowie an unsere beiden Söhne Emil und Leo und meine Eltern. Vielen Dank!

Laudatio

Professor Dr. rer. nat. Walter Kaminsky auf Herrn Professor Dr. med. Dr. rer. nat. Thomas J. Jentsch

Sehr geehrter Herr Kirchfeld, ich wünsche Ihnen als unserem neuen Präsidenten der Stiftung eine glückliche Hand,

liebe Mitglieder des Vorstandes und Kuratoriums, sehr geehrte Damen und Herren, lieber Herr Jentsch,

Ende Juni dieses Jahres endet Ihre Mitgliedschaft im Kuratorium der Jung-Stiftung, das für die richtige und oft schwierige Auswahl der Preisträgerinnen und Preisträger zuständig ist. Sie haben über die möglichen zwei Amtszeiten seit 2003 ganz entscheidend die Geschicke der Stiftung mitbestimmt und erfüllen in geradezu idealer Weise die Voraussetzungen für dieses Ehrenamt. 2001 haben Sie aufgrund Ihrer herausragenden wissenschaftlichen Leistungen den Ernst Jung-Preis für Medizin erhalten, um dann zwei Jahre später selbst herausragende Wissenschaftler auf dem Gebiet der Medizinforschung vorzuschlagen und auszuwählen.

Ich habe Sie besonders schätzen gelernt für Ihre fundierten Kenntnisse in der Neurobiologie und Biomedizin und für Ihre Standfestigkeit, die wissenschaftliche Qualität als höchstes Maß für die Auswahl der Preisträger heranzuziehen. Dies hat oft zu schneller Sichtung und Klärung geführt. Herrn Professor Jentsch zeichnet eine zurückhaltende Bescheidenheit aus, wenn es um ihn selbst geht, aber auch eine deutliche Bestimmtheit, wenn es um die Sache geht. Dafür und für die stete sehr aktive Mitarbeit ist Ihnen, lieber Herr Jentsch, die Jung-Stiftung zu großem Dank verpflichtet. Was hat eine solche Persönlichkeit mit diesen Eigenschaften geformt?

Thomas Jentsch wurde im April 1953 in Berlin geboren. An der Freien Universität Berlin studierte er gleichzeitig Medizin und Physik und erhielt 1979 die Approbation als Arzt. Seine frühe, außergewöhnliche Aktivität ist weiter dadurch gekennzeichnet, dass er 1982 zuerst in der Physik bei Professor Bloch am Fritz-Haber-Institut über Lasereffekte bei der Feldverdampfung promovierte und zwei Jahre danach auch eine Promotion in der Medizin bei Professor Wiederholt am

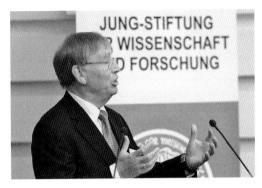

Professor Kaminsky

Institut für Klinische Physiologie über Untersuchungen zum Ionentransport an Zellkulturen der Hornhaut des Auges anfertigte.

Der geweckten Faszination am Ionentransport ist Thomas Jentsch in seinen wissenschaftlichen Arbeiten bis heute treu geblieben. Nach einem Aufenthalt als Gastwissenschaftler an dem Whitehead Institute for Biomedical Research (MIT), USA, wurde er 1988 an das in Hamburg neu gegründete Zentrum für Molekulare Neurobiologie berufen. Hier leitete er von 1993 bis 2006 als Professor und Direktor das Institut für Molekulare Neuropathologie und zeitweise auch das ganze Zentrum. 2006 verlor ihn die Universität Hamburg, da er eine ordentliche Professur an der Charité in Berlin annahm. Er ist dort Leiter der Forschungsgruppe für Physiologie und Pathologie der Ionentransporte am Leibniz-Institut für Molekulare Pharmakologie und am Max-Delbrück-Zentrum für Molekulare Medizin.

Das wissenschaftliche Interesse von Thomas Jentsch gilt dem Ionentransport über Zellmembranen mittels Ionenkanälen und den durch ihre Fehlsteuerung verursachten Erkrankungen. Der Ionentransport spielt eine wichtige Rolle in der neuronalen Signalverarbeitung, dem Transport von Salzen und anderen Substanzen. Jede Zelle ist von einer aus Fetten aufgebauten Membran umgeben, die es der Zelle erlaubt, kontrollierte Bedingungen für biochemische Reaktionen im

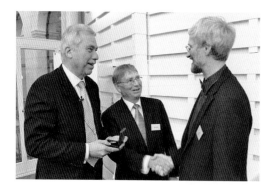

Professor Jentsch bedankt sich bei Herrn Kirchfeld
und Professor Kaminsky für die Ehrung

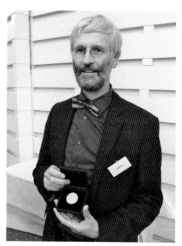

Professor Jentsch

Innern der Zellen einzustellen und dafür zu sorgen, dass keine wertvollen Substanzen die Zelle verlassen. Der dennoch notwendige Transport wird durch spezielle Proteine vermittelt, die in die Membran eingelagert werden und in ihrer Mitte eine Pore enthalten. Findet ein Transport von Ionen in diesen Poren, den Ionenkanälen, statt, so baut sich eine elektrische Ladung auf, was die Grundlage für die Datenverarbeitung im Nervensystem ist. Die einzelnen Ionenkanäle sind sehr verschieden und lassen meist nur eine Ionensorte passieren. Durch das Öffnen und Schließen der Pore kann der Transport reguliert werden.

Herr Jentsch hatte sich frühzeitig das Ziel gesteckt, das zuständige Gen für die Bildung der Proteine eines Chloridkanals zu isolieren. Die zugrunde liegenden Proteine und Gene für den Transport von negativ geladenen Ionen wie den Chloridionen waren damals unbekannt. In Hamburg gelang es ihm dann als Erstem, das entsprechende Gen zu isolieren. Danach wurde von seiner Arbeitsgruppe eine ganze Familie weiterer Kanäle von Säugetieren kloniert. Er konnte ferner zuerst zeigen, dass eine Mutation im Chloridkanal der Skelettmuskulatur verantwortlich ist für die vererbte Muskelsteifigkeit, Myotonie.

Weitere Forschungen widmeten sich der strukturellen, elektrophysiologischen und funktionellen Charakterisierung dieser Kanäle. Zum Beispiel führen Mutationen an dem sogenannten CLC-5-Gen zu einer Nierensteinerkrankung und einem hohen Verlust an Eiweiß, an dem CLC-7-Gen zu Osteopetrose durch verstärkte Knochenbildung und Skelettdeformitäten sowie Mutationen im CLC-3-Gen zu einer Degeneration der Retina und des Hippocampus. Zur Aufklärung der Transportprozesse wurden auch Knock-out-Mäuse erzeugt, bei denen Chloridkanäle gezielt durch Mutation zerstört wurden.

In den letzten Jahren hat Herr Professor Jentsch seine Forschung auch auf die Untersuchung von Kaliumionenkanälen und durch Kalziumionen aktivierten Chloridkanälen ausgeweitet. Aus der Fülle der Ergebnisse dieser Arbeiten sind bisher mehr als 300 Publikationen in den besten Zeitschriften zu diesem Forschungsgebiet hervorgegangen, darunter *Nature, Nature Neuroscience* und *Science*.

Es überrascht nicht, dass die herausragenden Arbeiten von Thomas Jentsch mit mehreren angesehenen Preisen ausgezeichnet wurden. So erhielt er 1992 den Wilhelm-Vaillant-Preis für Biomedizinische Forschung, 1995 den hochdotierten Gottfried-Wilhelm-Leibniz-Preis der Deutschen Forschungsgemeinschaft (DFG), 1999 den Zülch-Preis der Gertrud-Reemtsma-Stiftung für Forschung in Neurologie, 2000 den Louis-Jeantet-Preis für Medizin, 2001 wie bereits angesprochen den Ernst Jung-Preis für Medizin und 2004 den Homer Smith Award für Nephrologie. Er ist Mitglied in zahlreichen wissenschaftlichen biomedizinischen Gesellschaften sowie in wissenschaftlichen Akademien wie der Academia Europaea, der Berlin-Brandenburgischen Akademie der Wissenschaften, der Deutschen Akademie der Naturforscher Leopoldina und der Akademie der Wissenschaften in Hamburg.

Lieber Herr Jentsch, Sie sind ein von Anregungen sprühender Wissenschaftler, der die Naturwissenschaften, insbesondere die Biomedizin, zu seinem Beruf und Hobby gemacht hat. Die Jung-Stiftung dankt Ihnen ganz herzlich für Ihr beispielhaftes Engagement in der Stiftung, würdigt Ihre Tätigkeit im Kuratorium als exzellenter Ratgeber durch die Vergabe der Erinnerungsme-daille und wünscht Ihnen für die Zukunft weiterhin viel wissenschaftlichen Erfolg und etwas mehr Zeit bei Ihren ethnologischen Studien und Reisen in ferne Länder.

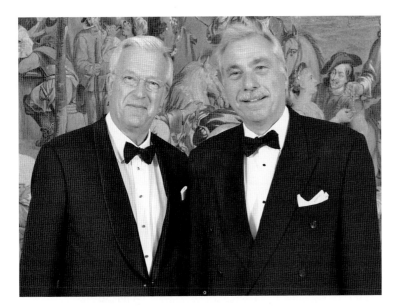

Der scheidende und der neue Vorsitzende des Vorstandes: Herr Schües und Herr Kirchfeld.

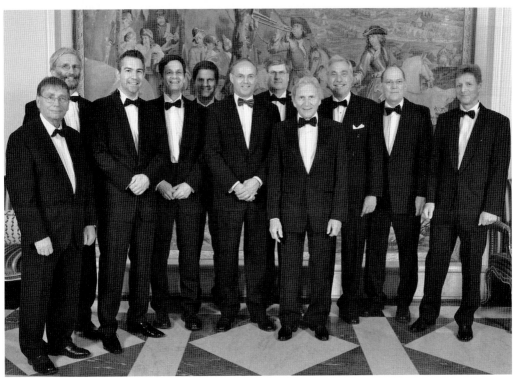

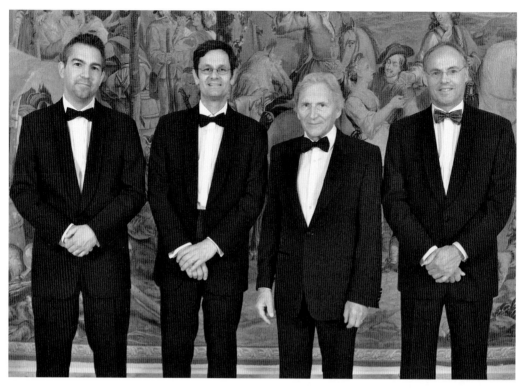

Preis- und Medaillenträger 2011, v. l. n. r.: Dr. Schrader, Professoren Büchel, Lazdunski und Clevers

Die Laureaten 1976–2011

Träger der
Ernst Jung-Medaille für
Medizin in Gold

1990   Professor Beatrice Mintz
The Institute for Cancer Research, Fox
Chase Cancer Center, Philadelphia,
Pennsylvania

1991   Professor Heinrich Schipperges †
Institut für Geschichte der Medizin,
Ruprecht-Karls-Universität, Heidelberg

1992   Professor Hans Erhard Bock †
Medizinische Universitätsklinik Tübingen

1993   Professor Robert B. Daroff
Department of Neurology, Case Western
University, Cleveland, Ohio

1994   Professor Hanns Hippius
Psychiatrische Klinik und Poliklinik,
Ludwig-Maximilians-Universität,
München

1995   Professor Friedrich Stelzner
Chirurgische Universitätsklinik und
Poliklinik, Rheinische Friedrich-Wilhelm-
Universität, Bonn

1996   Professor Karl-Hermann
Meyer zum Büschenfelde
I. Medizinische Klinik und Poliklinik,
Johannes-Gutenberg-Universität, Mainz

1997   Professor Rudolf Haas †
Universität Hamburg
Professor Walter Siegenthaler †
Departement für Innere Medizin,
UniversitätsSpital Zürich

1998   Professor Wolfgang Gerok
Medizinische Universitätsklinik,
Albert-Ludwigs-Universität, Freiburg

1999   Professor Hans Wilhelm Schreiber †
Abteilung Allgemeinchirurgie,
Universitätsklinikum Hamburg-Eppendorf

2000   Professor Gert Riethmüller
Institut für Immunologie, Ludwig-
Maximilians-Universität, München

2001   Professor Gustav V. R. Born
The William Harvey Research Institute,
University of London

2002   Professor Harald Reuter
Pharmakologisches Institut, Universität
Bern

2003   Professor Volker ter Meulen
Institut für Virologie und Immunbiologie,
Julius-Maximilians-Universität, Würzburg

2004   Professor Werner O. C. Creutzfeldt †
Medizinische Universitätsklinik,
Georg-August-Universität, Göttingen

2005   Professor Christian H. Herfarth
Chirurgische Klinik und Poliklinik,
Ruprecht-Karls-Universität, Heidelberg

2006   Professor Dietrich Niethammer
Universitätsklinik für Kinderheilkunde,
Eberhard-Karls-Universität, Tübingen

2007   Professor Hans Thoenen
Max-Planck-Institut für Neurobiologie,
München - Martinsried

2008   Professor Hans-Dieter Klenk
Institut für Virologie,
Philipps Universität, Marburg

2009   Professor Volker Diehl
Klinik I für Innere Medizin,
Universität zu Köln

2010   Professor Klaus Rajewsky
Immune Disease Institute,
Harvard Medical School, Boston

2011   Professor Michel Lazdunski
Institut de Pharmacologie Moléculaire
et Cellulaire, CNRS Sophia Antipolis,
Valbonne

Träger des
Ernst Jung-Karriere-Förder-
Preises für medizinische
Forschung

2006   Dr. med. Jan Wehkamp
Robert-Bosch-Krankenhaus, Stuttgart

2007   Dr. med. Jörg Distler
Friedrich-Alexander-Universität,
Erlangen-Nürnberg

2008   Dr. med. Tom Lüdde
RWTH Aachen

2009   Dr. med. Dr. rer. nat. Florian Mormann
California Institute of Technology/
Universitätsklinikum Bonn

2010   Dr. med. Annett Halle
Charité-Universitätsmedizin, Berlin

2011   Dr. med. Stefan Schrader
UCL Institute of Ophthalmology, London

**Träger des
Ernst Jung-Preises
für Medizin**

1976   **Professor Donald A. Henderson**
*Smallpox Eradication Unit, World Health
Organization, Genf*
Professor Lorenz E. Zimmerman
*Armed Forces Institute of Pathology,
Washington, D.C.*

1977   **Professor Georg F. Springer †**
*Dept. of Immunochemistry Research,
Evanston Hospital, Northwestern
University, Evanston, Illinois*
Professor John B. West
*University of California, San Diego,
Institute of Medicine and Bioengineering,
Section of Physiology, Department of
Medicine, La Jolla, California*

1979   **Professor Karl Lennert**
*Institut für Pathologie, Klinikum der
Christian-Albrechts-Universität, Kiel*
Professor Anthony G. E. Pearse †
*Royal Postgraduate Medical School,
University of London, Hammersmith
Hospital, London*
Professor Åke Senning †
*Chirurgische Klinik A, UniversitätsSpital
Zürich*

1980   **Professor Eberhard Dodt †**
*Max-Planck-Institut für Physiologische
und Klinische Forschung, W. G. Kerckhoff-
Institut, Bad Nauheim*
Sir Alan Parks †
*St. Mark's Hospital and London Hospital,
London*
Professor Bruno Speck †
*Kantonsspital Basel, Hämatologische
Abteilung, Basel*

1981   **Professor David E. Kuhl**
*Division of Nuclear Medicine, UCLA
School of Medicine, University of
California, Los Angeles, California*

1982   **Professor Hartmut Wekerle**
*Max-Planck-Institut für Immunbiologie,
Freiburg; MPG-Klinische Forschungs-
gruppe für Multiple Sklerose, Würzburg*
Professor Rolf M. Zinkernagel
*Institut für Pathologie der Universität
Zürich, UniversitätsSpital Zürich*

1983   **Professor Hans-Jürgen Bretschneider †**
*Zentrum für Physiologie und Pathophy-
siologie des Fachbereiches Medizin, Georg-
August-Universität, Göttingen*
Professor Richard R. Lower †
*Medical Center of Virginia Commonwealth
University, Richmond, Virginia*

1984   **Professor George Gee Jackson**
*Department of Medicine, Section of
Infectious Diseases, University of Illinois,
College of Medicine, Chicago, Illinois*
Professor Werner W. Franke
*Institut für Zell- und Tumorbiologie,
Deutsches Krebsforschungszentrum,
Heidelberg*
Professor Klaus K. Weber
*Max-Planck-Institut für Biophysikalische
Chemie, Karl-Friedrich-Bonhoeffer-
Institut, Göttingen-Nikolausberg*

1985   **Professor Hendrik Coenraad Hemker**
*Abteilung Biochemie, Rijksuniversiteit
Limburg, Maastricht, Niederlande*
Professor Rudolf Pichlmayr †
*Klinik für Abdominal- und Transplan-
tationschirurgie, Medizinische Hochschule
Hannover*
Professor Peter K. Vogt
*Department of Microbiology, School of
Medicine, University of Southern
California, Los Angeles, California*

1986   **Professor Albrecht Fleckenstein †**
*Physiologisches Institut, Projektgruppe
Calcium-Antagonismus, Albert-Ludwigs-
Universität, Freiburg i. Br.*

1987   **Professor Peter D. Richardson**
*Division of Engineering, Brown University,
Providence, Rhode Island*
Professor Karl Julius Ullrich †
*Abteilung Physiologie, Max-Planck-Insti-
tut für Biophysik, Frankfurt am Main*

1988   **Professor Helmut Sies**
*Institut für Physiologische Chemie I,
Universität Düsseldorf*
Professor Charles Weissmann
*Institut für Molekularbiologie I,
Universität Zürich*

1989   **Professor Thomas F. Budinger**
*Donner Laboratory at Lawrence Berkeley
Laboratory, Berkeley, California*
Professor Johannes Joseph van Rood
*Department of Immunohaematology and
Blood Bank, University Hospital Leiden,
Niederlande*

1990   **Professor Gerhard Giebisch**
*Department of Cellular and Molecular
Physiology, School of Medicine, Yale
University, New Haven, Connecticut*
Professor Wilhelm Stoffel
*Institut für Biochemie der Medizinischen
Fakultät der Universität zu Köln*

1991   **Professor David D. Ho**
*Aaron Diamond AIDS Research Center of
New York and New York University, School
of Medicine, New York*
Professor Klaus Starke
*Institut für Pharmakologie und Toxikologie
der Albert-Ludwigs-Universität, Freiburg*

1992   **Professor Sir Roy Calne**
*University of Cambridge Clinical School,
Department of Surgery, Addenbrooke's
Hospital, Cambridge*
Professor Martin E. Schwab
*Institut für Hirnforschung der Universität
Zürich*

1993   **Professor Charles A. Dinarello**
*Division of Geographic Medecine and
Infectious Diseases, Tufts University School
of Medecine, Boston, Massachusetts*
Professor Robert Machemer †
*Departement of Ophthalmology, Duke
University Medical Center, Durham,
North Carolina*

1994   **Professor Terence Jones**
*Royal Postgraduate Medical School,
Hammersmith Hospital, London*
Professor Wolf Singer
*Max-Planck-Institut für Hirnforschung,
Frankfurt am Main*

1995   **Professor Anthony S. Fauci**
*National Institutes of Health, National
Institute of Allergy and Infectious Diseases,
Bethesda, Maryland*
Professor Samuel A. Wells, Jr.
*Department of Surgery, School of
Medicine, Washington University,
St. Louis, Missouri*

1996   **Professor Harald zur Hausen**
*Deutsches Krebsforschungszentrum,
Heidelberg*
Professor Eberhard Nieschlag
*Institut für Reproduktionsmedizin,
Westfälische Wilhelms-Universität,
Münster*

1997   **Professor Francis V. Chisari**
*The Scripps Research Institute, La Jolla,
California*
Professor Hans Hengartner
*Departement Pathologie, Universitäts
Spital Zürich*
Professor Judah Folkman †
*Department of Surgery and Children's
Hospital, Harvard Medical School, Boston,
Massachusetts*

1998   **Professor Alain Fischer**
*Département de Pédiatrie, Unité
D'Immunologie et D'Hématologie, Groupe
Hôspitalier Necker - Enfants Malades,
Paris*

1999   **Professor Adriano Aguzzi**
*Departement Pathologie, Universitäts
Spital Zürich)*
Professor Hans A. Kretzschmar
*Institut für Neuropathologie, Georg-
August-Universität, Göttingen*

2000   **Professor Martin J. Lohse**
*Institut für Pharmakologie und Toxiko-
logie, Julius-Maximilians-Universität,
Würzburg*
Professor Peter H. Krammer
*Deutsches Krebsforschungszentrum,
Heidelberg*

2001   **Professor Christine Petit**
*Unité de Génétique des Déficits Sensoriels,
Institut Pasteur, Paris*
Professor Thomas J. Jentsch
*Zentrum für Molekulare Neurobiologie,
Universität Hamburg*

2002   **Professor Michael Frotscher**
*Anatomisches Institut, Albert-Ludwigs-
Universität, Freiburg*
Professor Christian Haass
*Adolf-Butenandt-Institut, Ludwig-
Maximilians-Universität, München)*

2003   **Professor Ari Helenius**
*Institut für Biochemie, Eidgenössische
Technische Hochschule, Zürich*
Professor Reinhard G. Lührmann
*Max-Planck-Institut für Biophysikalische
Chemie, Göttingen*

2004   **Professor Stuart A. Lipton**
*The Burnham Institute, La Jolla,
California*
Professor Tobias Bonhoeffer
*Max-Planck-Institut für Neurobiologie,
München-Martinsried*

2005   **Professor Ernst Hafen**
*Zoologisches Institut/Entwicklungsbiologie,
Universität Zürich*
Professor F. Ulrich Hartl
*Max-Planck-Institut für Biochemie,
München-Martinsried*

2006   **Professor Reinhard Jahn**
*Max-Planck-Institut für Biophysikalische
Chemie, Göttingen*
Professor Markus F. Neurath
*I. Medizinische Klinik und Poliklinik,
Johannes Gutenberg-Universität, Mainz*

2007   **Professor Josef M. Penninger**
*Institute of Molecular Biotechnology of the
Austria Academy of Sciences, Wien*
Professor Andreas M. Zeiher
*Medizinische Klinik III, Johann Wolfgang
Goethe-Universität, Frankfurt/Main*
Professor Stefanie Dimmeler
*Medizinische Klinik IV, Johann Wolfgang
Goethe-Universität, Frankfurt/Main*

2008   **Professor Thomas Tuschl**
*Howard Hughes Medical Institute,
The Rockefeller University, New York*
Professor Gerd Walz
*IV. Medizinische Klinik,
Albert-Ludwigs-Universität, Freiburg*
Professor Thomas Benzing
*Klinik IV für Innere Medizin,
Universität zu Köln*

2009   **Professor Patrick Cramer**
*Genzentrum, Ludwig-Maximilians-
Universität, München*
Professor Jens Brüning
Institut für Genetik, Universität zu Köln

2010   **Professor Stephen G. Young**
*Department of Medicine, Div. of
Cardiology, University of California,
Los Angeles*
Professor Peter Carmeliet
*Vesalius Research Institute,
Universität Leuven*

2011   **Professor Hans Clevers**
Hubrecht Institut, Utrecht
Professor Christian Büchel
*Institut für Systemische Neurowissen-
schaften, Universitätsklinikum Hamburg-
Eppendorf*

Förderung und wissenschaftliche Ergebnisse

Aus der Stiftungsarbeit in 2010 und 2011

Marion Schlichting-Erb

Förderungen

Obwohl das Hauptaugenmerk der Stiftungsarbeit mit der Verleihung der Wissenschaftspreise – Ernst Jung-Preis für Medizin und Ernst Jung-Medaille für Medizin in Gold – auf der Auszeichnung bahnbrechender medizinwissenschaftlicher (Lebens-)Leistungen liegt, legt die Stiftung ebenfalls Wert auf die Förderung des wissenschaftlichen Nachwuchses: einerseits durch die Auszeichnung mit dem „Ernst Jung-Karriere-Förder-Preis" für medizinische Forschung", andererseits auch durch die „kleinere" Form, z. B. durch ein Stipendium.

Des Weiteren fördert die Stiftung die Begegnung von Medizinwissenschaftlern, z. B. in Form von Reise- und Kongresskostenzuschüssen sowie in der Unterstützung von Fortbildungsveranstaltungen und Publikationen.

Stipendien

– Frau **Maike Neef**
(Rudolf Haas-Stipendium, zusammen mit Herrn Johannes Rehm, Förderungszeitraum Februar 2009 bis Juli 2009, Berichte 2010): *Chemoprävention des duktalen Pankreaskarzinoms im transgenen Tumormausmodell.*
– Herr **Johannes Rehm**
(Rudolf Haas-Stipendium mit Maike Neef, s. o.): *Die Blockade des Hedgehog-Signalweges mit Cyclopamin als neue Therapieoption bei neuroendokrinen Pankreastumoren.*
– Herr **Chandresh Gajera** PhD
(Rudolf Haas-Stipendium, Förderungszeitraum September 2010 bis Juni 2011): *Untersuchungen im Rahmen des Projektes zum Zusammenspiel zweier Anionenaustauscher und Kationenkanäle der Membranen von Endosomen und Lysosomen.*
– Frau Dr. rer. nat. **Jennifer Uhlendorff**
(Stipendium aus der Ernst Jung-Medaille für Medizin in Gold 2008 an Herrn Professor em. Dr. med. Hans-Dieter Klenk, Förderungszeitraum Oktober 2009 bis Juli 2010): *Unter-*

suchung der Hämadsorptionsaktivität der Influenza-A-Virus-Neuraminidase.
– Frau **Maike Sauer**
(Stipendium aus der Ernst Jung-Medaille für Medizin in Gold 2009 an Herrn Professor em. Dr. med. Volker Diehl, Förderungszeitraum Juli 2010 bis Juni 2011): *Natürliche Killerzellen und ihre Liganden: Welche Rolle spielen sie in Patienten mit Hodgkin-Lymphom?*
– Herr **Alex F. Pellerin**
(Stipendium aus der Ernst Jung-Medaille für Medizin in Gold 2010 an Herrn Professor Dr. med. Klaus Rajewsky, Förderungszeitraum September 2010 bis Mai 2011): *A mouse model for microRNA-driven Lymphomagenesis.*
– Herr **Bodo Speckmann** PhD
(Promotionsstipendium, Förderungszeitraum Januar 2009 bis Dezember 2009, Bericht im Januar 2010): *Regulation der hepatitischen Biosynthese von Selenoprotein P durch die extrazelluläre Glucosekonzentration und durch Metformin.*

Projekte

– Herr Dr. med. **Nicolai Russ**
(Förderungszeitraum Juli 2007 bis Dezember 2009, Bericht im Januar 2010): *Sevofluran während der Reanimation verbessert die frühe myokardiale Dysfunktion nach Reanimation bei der Ratte.*

Reisekosten

– Frau **Constanze Schmidt**/Herr **Stefan Kallenberger**
für die Teilnahme an dem *Jahrestreffen der Vision Science Society* im Mai 2010 in Naples, USA.
– Frau Dipl.-Biol. **Anna Bachmann**
für die Teilnahme an der *XIIth International Conference of Parasitology* im August 2010 in Melbourne, Australien.

Kongresskosten

- Förderung der 20., 21. und 22. „European Students' Conference", jeweils im Oktober 2009, 2010 und 2011, Charité Berlin.
- Konferenz „Mehrsprachige Individuen und mehrsprachige Gesellschaften"/Workshop „Mehrsprachige Gehirne", Oktober 2010, Hamburg.
- „12. Drug Design and Development Seminar (DDDS)" der Deutschen Gesellschaft für Parasitologie, März 2011, IWH Heidelberg.
- „Conference on Dilemmas of Medical Practice in Africa", Mai 2011, Wissenschaftskolleg zu Berlin.

Ausgewählte Berichte

Besonders hinweisen möchten wir auf den Beitrag von Herrn Professor Dr. med. **F. Ulrich Hartl**, unseren Preisträger des Jahres 2005, der über seine Forschungsarbeit berichtet, die er mithilfe des „Ernst Jung-Preises für Medizin" vorantreiben konnte.

Ausgewählte Stipendiatenberichte sind angefügt, die die Bandbreite der von der Stiftung geförderten Inhalte zeigen.

Molekulare Chaperone: Rolle in Proteinfaltung und bei der Genese neurodegenerativer Krankheiten

Prof. Dr. med. F. Ulrich Hartl

Zusammenfassung

Proteine übernehmen lebensnotwendige Aufgaben in allen Zellen. Doch um ihre biologische Funktion ausüben zu können, müssen sich die kettenartigen Moleküle nach ihrer Synthese an den Ribosomen erst zu komplexen, 3-dimensionalen Strukturen falten. Dieser Prozess wird durch verschiedene Klassen molekularer Chaperone vermittelt, die in geordneten Reaktionswegen kooperieren. Ihre zentrale Aufgabe ist die Verhinderung der Proteinaggregation, denn fehlgefaltete und aggregierte Proteine sind für die Zelle nicht nur nutzlos, sondern können auch toxisch sein. Die Effizienz der Chaperone nimmt jedoch im Alter ab, und eine Reihe altersbedingter Krankheiten, wie die Alzheimerdemenz oder der Morbus Parkinson, werden durch die Ansammlung von Proteinaggregaten verursacht. Unsere Forschungsarbeiten der letzten Jahre haben zu einem besseren Verständnis der Rolle der Chaperone bei Proteinfaltung und neurodegenerativen Faltungskrankheiten beigetragen.

Proteinfaltung und Aggregation

Eiweißmoleküle (Proteine) sind die Träger fast aller zellulären Lebensfunktionen. Sie werden an den Ribosomen als polymere Ketten aus den 20 Aminosäurebausteinen synthetisiert (Translation). Die in der Geninformation festgelegte Sequenz der Aminosäuren bestimmt die Eigenschaften eines jeweiligen Proteins. Um ihre zahlreichen biologischen Funktionen ausüben zu können, müssen neu synthetisierte Proteinketten eine genau definierte 3-dimensionale Konformation einnehmen, die in der Regel dem thermodynamisch stabilsten Zustand entspricht. Den Prozess, durch den dies erreicht wird, nennt man Faltung. Er wird wesentlich durch die Abkehr hydrophober Aminosäurebereiche vom wässrigen Milieu (dem hydrophoben Effekt) angetrieben.

Chaperone helfen bei der Proteinfaltung. Pionierarbeiten von Christian Anfinsen haben vor mehr als 40 Jahren gezeigt, dass die Konformation des nativ gefalteten Proteins durch die Aminosäuresequenz der Proteinkette bestimmt wird [1]. Diese Schlussfolgerung basierte auf der Beobachtung, dass bestimmte Proteine den gefalteten Zustand *in vitro* spontan erreichen können. Man ging daher lange davon aus, dass auch in der Zelle, im Kontext der Translation, die Faltung spontan verläuft, unabhängig von zellulären Faktoren und ohne Verbrauch des biologischen Energiemoleküls ATP. Diese Auffassung hat sich in den letzten 20 Jahren grundlegend geändert. Man weiß heute, dass Zellen sogenannte molekulare Chaperone (molekulare „Anstandsdamen") enthalten, die den neu synthetisierten Proteinketten bei der Faltung helfen. Diese Chaperone sind selbst Proteine. Ihre Funktionen sind in allen Zelltypen essenziell [14, 15, 16].

Warum sind diese Faltungshelfer nötig, obwohl der Faltungsprozess spontan verlaufen kann, und was ist ihre Aufgabe? Diese Fragen lassen sich durch einen Vergleich der Bedingungen beantworten, unter denen die Faltung *in vitro* und *in vivo* abläuft. *In vitro* wird die Faltung, oder besser Rückfaltung, bei sehr geringen Proteinkonzentrationen ausgeführt, um die konzentrationsabhängige Aggregation der Proteinketten zu unterdrücken. Zudem untersucht man bevorzugt relativ kleine, schnell faltende Proteine, die eine geringe Tendenz zur Aggregation aufweisen. Aggregation wird hauptsächlich über hydrophobe Wechselwirkungen ausgelöst und ist besonders bei Proteinen mit komplexer Struktur (Mehrdomänenproteine) ausgeprägt, denn diese häufen im Rahmen des Faltungsprozesses transient intermediäre Stufen an, die noch hydrophobe Bereiche zur Lösung exponieren (Abb. **1**).

Aggregationsanfälligkeit naszenter Proteinketten. Aggregation ist auch das Schicksal vieler Proteine bei der *In-vitro*-Faltung, ist aber unter zellulären Bedingungen wesentlich ausgeprägter,

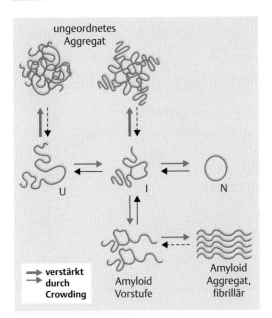

ungeordnetes
Aggregat

U   I   N

→ verstärkt durch Crowding

Amyloid Vorstufe

Amyloid Aggregat, fibrillär

Abb. 1 Aggregationsprozesse kompetieren mit produktiver Faltung. Ungefaltete Proteine (U) streben dem nativ gefalteten Zustand (N) zu. Dabei entstehen Faltungsintermediate (I). Die Zustände U und I können Aggregate bilden, besonders im dicht gepackten zellulären Milieu (Crowding). Ungeordnete Aggregatstrukturen herrschen vor, in seltenen Fällen können jedoch fibrillär geordnete Aggregate (Amyloid) mit zellulärer Toxizität entstehen, die ursächlich mit neurodegenerativen Krankheiten verbunden sind. Modifiziert nach [15].

da die effektiven Proteinkonzentrationen in der Zelle sehr hoch sind (300–400 g/l) und durch den Effekt des makromolekularen Crowding charakterisiert sind (Abb. 1). Außerdem sind die Proteinketten während der Translation besonders aggregationsanfällig, da sie zu dieser Zeit noch nicht die vollständige, für die korrekte Faltung notwendige Strukturinformation enthalten. Naszente, d. h. aus dem Ribosom austretende Proteinketten sind daher besonders durch Fehlfaltung und Aggregation gefährdet. Aggregationsprozesse in der Zelle zu verhindern, ist die wesentliche Aufgabe der molekularen Chaperone, denn aggregierte Proteine können ihre biologische Funktion nicht ausüben und sie können in vielfältiger Weise die Zellfunktion stören. So ist die Bildung und Ablagerung fibrillärer Amyloidaggregate (Abb. 1) ursächlich mit neurodegenerativen Krankheiten wie dem Morbus Alzheimer oder der Chorea Huntington verbunden. Viele Chape-

ron-Typen gehören zur Klasse der sogenannten Stress- oder Hitzeschockproteine (HSP) und werden unter Stressbedingungen wie Hitzestress vermehrt gebildet.

Wie funktionieren molekulare Chaperone?

Chaperone verhindern die Aggregation unvollständig gefalteter (nicht nativer) Proteinketten, indem sie deren exponierte hydrophobe Aminosäuresegmente binden und abschirmen und somit unerwünschte Wechselwirkungen hemmen. Die meisten Chaperone sind relativ unspezifisch und können mit einer Vielzahl verschiedener Proteinketten interagieren. Da die gebundenen Regionen im nativ gefalteten Protein in dessen innerem hydrophoben Kern verborgen sind, interagieren die Chaperone in der Regel nur so lange, wie der native Zustand noch nicht erreicht ist. Ihre wesentliche Leistung besteht also darin, dass sie sehr genau zwischen ungefalteten und gefalteten Proteinen unterscheiden können, und dies für Proteine ganz unterschiedlicher Sequenz. Um eine produktive Faltung zu gewährleisten, müssen die Chaperone ihre „Klienten" allerdings auch wieder loslassen, und dies geschieht bei vielen Chaperon-Typen in einer ATP-abhängigen Reaktion, die der Regulation durch weitere Kofaktoren bedarf. Für die Faltung neu synthetisierter Proteine im Zellzytosol sind 2 Klassen von Chaperonen von besonderer Bedeutung, die Chaperone der Hsp70-Familie und die zylindrischen Chaperonine (Hsp60-Familie) [15,16].

Faltungswege im Zytosol

Kettenabschirmende Funktion der Chaperone. Prinzipiell sind 2 Chaperonfunktionen bei der Faltung neu synthetisierter Proteine zu unterscheiden. Kleine Chaperone – zu ihnen zählen Komponenten wie Triggerfaktor und Hsp70 – binden an die naszenten Ketten, sobald diese aus dem Ribosom austreten (Abb. 2). Ihre Aufgabe besteht darin, die Ketten voneinander abzuschirmen und ihre Aggregation zu verhindern. In Zusammenarbeit mit der Gruppe von Wolfgang Baumeister am Max-Planck-Institut für Biochemie konnten wir mithilfe der Kryoelektronenmikroskopie zeigen, dass die kettenabschirmende Funktion der Chaperone während der Translation durch eine besondere Organisationsform der Polyribosomen unterstützt wird [5]. Die Riboso-

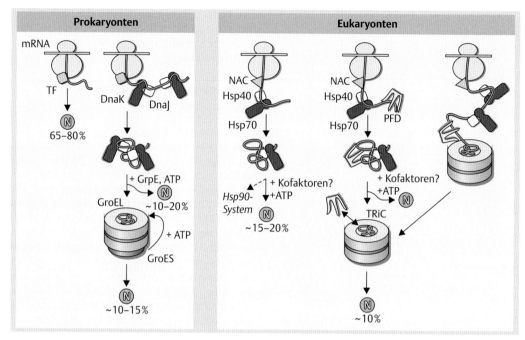

Abb. 2 Faltungswege im Zytosol bei Prokaryonten und Eukaryonten. Kleine Chaperone wie Triggerfaktor (TF) und die Komponenten des Hsp70-Systems (Dnak/DnaJ in Prokaryonten, Hsp70/Hsp40 in Eukaryonten) interagieren mit naszenten Proteinketten an den Ribosomen und schirmen hydrophobe Segmente ab. In Eukaryonten wird die Funktion von TF möglicherweise durch den Faktor NAC ersetzt. In beiden Systemen werden etwa 10–15% der Proteine zur Faltung an zylindrische Chaperonine (GroEL in Prokaryonten, TRiC in Eukaryonten) weitergeleitet. GroEL kooperiert mit dem Kofaktor GroES, während TRiC von einem solchen Faktor unabhängig ist. Die TRiC-Funktion ist mit dem Prozess der Translation durch das Chaperon Prefoldin (PFD) gekoppelt, das sowohl mit naszenten Proteinketten als auch mit TRiC interagiert. In Eukaryonten nutzen Proteine der Signaltransduktion (Kinasen) das Chaperon Hsp90 zur Faltung und konformationellen Regulation. N = nativ gefaltetes Protein, GrPE = Nukleotidaustauschfaktor. Modifiziert nach [15].

men sind dabei dicht gepackt in einer pseudohelikalen Form vereinigt. Diese ist so organisiert, dass die Austrittsöffnungen für naszente Polypeptidketten an den großen Ribosomenuntereinheiten den maximal möglichen Abstand zueinander einnehmen [5]. Hierdurch wird die Wahrscheinlichkeit der Aggregation naszenter Ketten erheblich reduziert.

Die mit den naszenten Polypeptidketten interagierenden Chaperone erkennen hydrophobe Sequenzbereiche in naszenten Ketten und verhindern somit Fehlfaltung und Aggregation, bis ausreichend Strukturinformation für eine stabile Faltung verfügbar ist. Dies ist in der Regel dann der Fall, wenn eine komplette Proteindomäne als Faltungseinheit (50–300 Aminosäuren) gebildet wurde (Abb. 2).

Reaktionszyklus des Triggerfaktors. Wir haben das bakterielle Chaperon Triggerfaktor (TF) als ein Modell für diesen Chaperontyp näher untersucht. Von dem ATP-unabhängigen TF war bekannt, dass es an der großen Ribosomenuntereinheit neben der Polypeptidaustrittsstelle andockt [11]. Unter Verwendung eines rekonstituierten *In-vitro*-Translationssystems konnten wir die Bindung von fluoreszenzmarkiertem TF an translatierende Ribosomen in Echtzeit verfolgen [17]. Diese Untersuchungen ergaben ein detailliertes Bild des TF-Reaktionszyklus (Abb. 3). Um die naszente Kette zu erkennen, muss TF zunächst an das Ribosom binden. Dadurch wird eine Konformationsänderung ausgelöst, welche die Affinität des TF für hydrophobe Sequenzbereiche deutlich erhöht. TF bindet hydrophobe Sequenzen in naszenten Ketten, sobald diese außerhalb

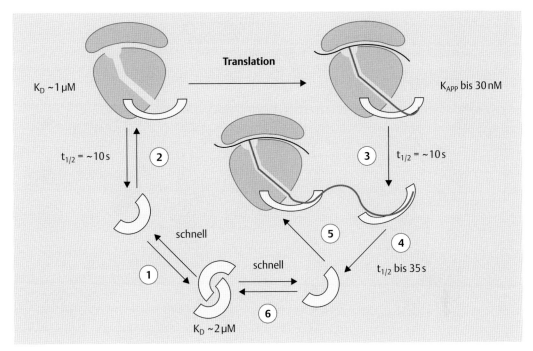

Abb. 3 Reaktionszyklus des Triggerfaktors. (1) Triggerfaktor (TF) liegt in seiner freien, zytosolischen Form als Dimer vor, welches in schnellem Gleichgewicht mit dem Monomer steht. (2) TF-Monomer bindet an die große Ribosomenuntereinheit in der Nähe der Peptidaustrittsstelle. Bindung an das Ribosom führt zu einer Konformationsänderung in TF, die seine Bindefähigkeit an naszente Polypeptidketten aktiviert. (3) TF bindet an hydrophobe Bereiche der naszenten Kette und löst sich nach ca. 10 s vom Ribosom ab. (4, 5) TF kann jedoch nach Dissoziation vom Ribosom an der naszenten Kette gebunden bleiben, was deren Wechselwirkung mit mehreren TF-Molekülen erlaubt. TF dissoziiert schließlich von der naszenten Kette ab, wodurch Faltung oder Transfer an andere Chaperone wie Hsp70 ermöglicht wird. (6) TF-Dimerisierung führt zur Blockierung von Bindestellen für naszente Ketten und verhindert somit die sofortige Rückbindung. Modifiziert nach [17].

des Ribosoms verfügbar werden. TF löst sich ca. einmal alle 10 Sekunden vom Ribosom ab, kann aber an der Proteinkette gebunden bleiben. Auf diese Weise schirmt TF effektiv hydrophobe, d. h. aggregationsanfällige Segmente naszenter Ketten ab und verhindert deren Fehlfaltung und Aggregation. TF löst sich ko- oder posttranslational von seinem Substrat und erlaubt somit dessen Faltung oder Transfer an weiter unten im Reaktionsweg agierende Chaperone wie das Hsp70.

Reaktionszyklus des Hsp70-Systems. Hsp70 erkennt mit hydrophoben Aminosäureresten angereicherte Heptapeptide [28], deren Bindung und Freisetzung durch die ATPase-Funktion des Hsp70 gesteuert wird (Abb. 4). Hsp70-Moleküle, die in der Evolution hoch konserviert wurden, verbinden hierzu 2 funktionelle Domänen, eine

N-terminale ATPase-Domäne und eine C-terminale Peptidbindedomäne. Zugang in die Peptidbindetasche wird durch ein verstellbares α-helikales Segment reguliert, dessen Position vom Nukleotidzustand der ATPase-Domäne abhängig ist. Im ATP-Zustand ist die Tasche offen, während im ADP-Zustand die Tasche geschlossen ist (Abb. 4).

Die ATP-Hydrolyse an Hsp70 wird durch einen Kofaktor der Hsp40-Familie stark beschleunigt, was zum Schließen der Peptidbindetasche und zu stabiler Substratbindung an Hsp70 führt. Ein Nukleotidaustauschfaktor (GrpE in Bakterien) löst dann die Dissoziation des gebundenen ADP aus, woraufhin ATP-Bindung die Freisetzung des Peptidsubstrats induziert und den Reaktionszyklus abschließt. In jedem Bindezyklus wird dem Proteinsubstrat die Gelegenheit zur Faltung, d. h. zum Verbergen hydrophober Berei-

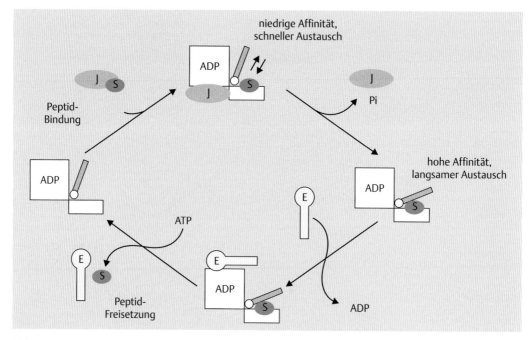

Abb. 4 Reaktionszyklus des Hsp70-Systems. Gezeigt ist der für das bakterielle System etablierte Ablauf. Hsp70 bindet in seiner offenen, ATP-gebundenen Form an hydrophobe Peptidsegmente in entfalteten Proteinsubstraten (S). Diese werden zunächst von dem Kochaperon DnaJ erkannt, welches sie an Hsp70 transferiert. ATP-Hydrolyse an Hsp70, stimuliert durch DnaJ, führt zum Schließen der Peptidbindetasche und zu stabiler Substratbindung. Bindung des Nukleotidaustauschfaktors GrpE (E) an die ATPase-Domäne des Hsp70 induziert die Dissoziation von ADP und nach Bindung von ATP öffnet sich die Hsp70-Bindetasche. Dies erlaubt die Freisetzung des gebundenen Substratsegments, z. B. einer naszenten Polypeptidkette. Das freigesetzte Substrat kann sich entweder falten, an andere Chaperone wie GroEL transferiert werden oder an Hsp70 zurückbinden, um einen weiteren Haltezyklus zu durchlaufen. Modifiziert nach [15]. Pi = Phosphat.

che gegeben (Abb. 4). Ist dies erfolgreich, so erfolgt keine Rückbindung von Hsp70. Im anderen Fall durchläuft die naszente Kette einen weiteren Bindezyklus, bis die Faltung entweder noch während (kotranslational) oder nach der Synthese (posttranslational) gelingt [20,34].

Interessanterweise hat das Hsp70-System im Lauf der Evolution erheblich an Komplexität zugenommen. Während in Bakterien nur 1 Nukleotidaustauschfaktor bekannt ist (GrpE), existieren in Säugerzellen mindestens 4 Typen, die wir systematisch strukturell und funktionell untersucht haben [10,27,30,32]. Das Hsp70-Chaperon nimmt bei Eukaryonten eine besonders wichtige Stellung ein, da diesen TF fehlt. Sowohl bei Prokaryonten wie bei Eukaryonten ist jedoch ein Subset besonders schwer faltbarer und stark aggregationsgefährdeter Proteine auf die Hilfe eines nachgeordneten Chaperontyps, den zylindrischen Chaperoninen der Hsp60-Familie, angewiesen [18]. Diesen werden Substrate über Hsp70 oder andere kleine Chaperone angeliefert [12] (Abb. 2).

Chaperonine bilden Nanokäfige für die Proteinfaltung

Die Chaperonine (Hsp60) gehören zu den faszinierendsten ATP-getriebenen molekularen Maschinen. Sie bilden große zylindrische Hohlkomplexe von 800–900 kDa, die ein einzelnes, noch ungefaltetes Protein in ihrer zentralen Kammer einschließen und ihm somit die Faltung unter Bedingungen erlauben, unter denen die Aggregation mit anderen Proteinen ausgeschlossen ist (Abb. 5). Dieser überraschende Mechanismus wird am besten für das bakterielle Chaperonin GroEL und seinen Kofaktor GroES verstanden [21,22,23,36]. Seine Entdeckung und funktionelle Analyse hat die heutige Auffassung der

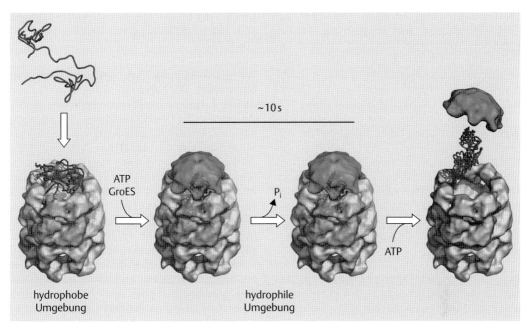

Abb. 5 Proteinfaltung im GroEL-GroES-Käfig. Das Substratprotein bindet als Faltungsintermediat an die apikalen Domänen des offenen, nicht durch GroES besetzten GroEL-Rings. In einem ATP-abhängigen Schritt bindet sodann GroES über die Ringöffnung und schließt das Substratprotein ein. Dies geht einher mit einer Konformationsänderung des GroEL, wodurch sich dessen Innenraum vergrößert und sich seine physikalischen Eigenschaften von hydrophob nach hydrophil ändern. Das Substratprotein bleibt für ca. 10 Sekunden im Käfig eingeschlossen, die Zeit, die benötigt wird, um 7 ATP-Moleküle am GroEL-Ring zu hydrolysieren. Während dieser Zeit ist das Protein frei, sich aggregationsfrei zu falten. Bindung von ATP am gegenüberliegenden GroEL-Ring führt dann zur Dissoziation des GroES, der Käfig öffnet sich und das Substrat wird freigesetzt. Noch nicht vollständig gefaltetes Protein bindet an GroEL zurück und durchläuft einen weiteren Faltungszyklus. Pi = Phosphat.

Proteinfaltung als chaperonabhängigen Prozess geprägt [8, 13, 26].

GroEL. GroEL besteht aus 2 heptameren Ringen aus 60-kDa-Untereinheiten, die Rücken an Rücken aufeinandergestapelt sind [4]. Die Untereinheiten besitzen eine äquatoriale Domäne mit ATPase-Funktion, die über ein intermediäres Scharniersegment mit einer apikalen Domäne verbunden ist. Die apikalen Domänen bilden die Ringöffnungen und exponieren hydrophobe Aminosäurereste für die Bindung hydrophober Oberflächen ungefalteter Proteine. Jeder Ring kann ein Proteinmolekül über multiple hydrophobe Wechselwirkungen binden.

GroES. GroES ist ein heptamerer Ring aus 10 kDa-Untereinheiten, der sich wie ein Deckel auf die Ringöffnung des GroEL legt. Da die GroEL-Ringe durch einen negativen allosterischen Mechanismus gekoppelt sind, bindet GroES bevorzugt asymmetrisch an nur einen der Ringe, und zwar an den, der das Proteinsubstrat enthält. Dieser Schritt ist abhängig von ATP-Bindung an GroEL und führt zur Verdrängung des gebundenen Proteins von seinen Bindeflächen in die zentrale Kavität des GroEL. Diese nimmt sodann die Funktion eines geschlossenen Faltungskäfigs an, der in der Lage ist, Proteine bis zu einer Größe von 60 kDa aufzunehmen [23, 36].

Ausschlaggebend hierfür ist eine GroES-induzierte Konformationsänderung des GroEL, die zur Abkehr der hydrophoben Bereiche von der zentralen Kavität führt (Abb. 5). Dies erzeugt eine hydrophile innere Auskleidung des Käfigs mit negativer Nettoladung. Das Substratprotein bleibt in diesem Käfig für etwa 10 Sekunden eingeschlossen, die Zeit, die für die Hydrolyse der 7 ATP-Moleküle im GroEL-Ring benötigt wird. Erst danach kann ATP-Bindung an den gegenüberliegenden Ring erfolgen; dies führt zur GroES-Dissoziation und Ringöffnung. Bereits gefaltetes Protein wird freigesetzt, während unvollständig gefaltete Moleküle rückgebunden werden und erneut einen Faltungszyklus durchlaufen. Manche Proteine benötigen im Durchschnitt bis zu 10 solcher Zyklen zur Faltung.

Es ist leicht einsichtig, wie dieser Mechanismus die Proteinfaltung unter Ausschluss der Aggregation gewährleistet. GroEL-GroES ist sozusagen ein Minireagenzglas für ein einzelnes Molekül (Modell der unendlichen Verdünnung). Unsere neueren Untersuchungen haben jedoch gezeigt, dass dieses Modell unvollständig ist, denn das „Reagenzglas" ist ein „Nanokäfig", in den das faltende Protein sozusagen eingezwängt wird.

Beschleunigung der Faltung im Nanokäfig. Dies hat eine Änderung der potenziellen Energielandschaft der Faltungsreaktion zur Folge, wobei die räumliche Einengung zu einer entropischen Destabilisierung des entfalteten Zustands und zur bevorzugten Bildung kompakter Formen führt. Tatsächlich kann der Einschluss in den Faltungskäfig zu einer erheblichen Beschleunigung der Faltung im Vergleich zur Spontanfaltung in freier Lösung führen [6]. Dieser Effekt wird jedoch nur messbar, wenn das eingeschlossene Protein den Innenraum des Käfigs möglichst vollständig ausfüllt [35]. Der Faltungskäfig ist dabei besonders geeignet, die Konvertierung von Faltungsintermediaten zu beschleunigen, die eine erhebliche entropische Energiebarriere überwinden müssen, um den nativen Zustand zu erreichen [7].

Rolle der Chaperone bei neurodegenerativen Faltungskrankheiten

Trotz der aufwendigen Proteinqualitätskontrolle, die in allen Zellen implementiert ist, entstehen falsch gefaltete Proteine. Die Fehlfaltung und Aggregation von Proteinen wird zunehmend als die Ursache wichtiger Erkrankungen erkannt. Dabei ist zwischen sogenannten *Loss-of-Function-Erkrankungen* und *Gain-of-Function-Erkrankungen* zu unterscheiden.

Bei der ersten Gruppe liegen in der Regel vererbbare Mutationen vor, die zu Fehlfaltung oder struktureller Instabilität und somit zu partiellem oder vollständigem Funktionsverlust führen. Prominente Beispiele sind die Mukoviszidose, verursacht durch Mutationen im Chloridkanal CFTR, oder Mutationen im Tumorsuppressorgen p53, welche die Bildung von Tumoren begünstigen.

Amyloidablagerung bei neurodegenerativen Syndromen. Wir haben uns in den letzten Jahren mit der 2. Gruppe von Erkrankungen befasst. Bei diesen führt die Proteinfehlfaltung und Aggregation zu Zelltoxizität, unabhängig von der biologischen Funktion des betroffenen Proteins [9]. Zu diesen Krankheiten gehören eine Reihe altersabhängiger neurodegenerativer Syndrome wie der Morbus Alzheimer, Parkinson und die Chorea Huntington. Ihr zentrales zellpathologisches Merkmal ist die Bildung und Ablagerung – innerhalb oder außerhalb der Neuronen – von fibrillären Proteinaggregaten, die auch als Amyloid bezeichnet werden. Ihre Bildung ist untrennbar mit Toxizitätsphänomenen verbunden, deren exakte Mechanismen noch nicht verstanden sind, deren Aufklärung für die Entwicklung therapeutischer Ansätze jedoch unabdingbar ist.

Wir haben uns zunächst der Frage zugewandt, warum es trotz des Vorhandenseins der Chaperone zu toxischen Proteinaggregaten kommen kann. Interessanterweise konnten wir zeigen, dass insbesondere Chaperone der Hsp70-Familie durchaus in der Lage sind, die pathologische Proteinaggregation zu verhindern [3,24,29]. Sie agieren dabei in der Frühphase der Aggregation, indem sie die sogenannte Nukleation der Aggregate verhindern [29]. Dies wird aber nur beobachtet, wenn die Chaperone in ausreichender zellulärer Konzentration vorliegen. Das neurodegenerative Aggregationsphänomen scheint sich also als Konsequenz einer unzureichenden Chaperonkapazität zu manifestieren. Tatsächlich weisen die Befunde verschiedener Arbeitsgruppen darauf hin, dass es im Rahmen des Alterungsprozesses zu einer Abnahme der Funktionalität der Chaperone kommt [1]. Dies dürfte erklären, warum die genannten neurodegenerativen Krankheiten altersabhängig auftreten.

Proteotoxizität. Eine weitere zentrale Frage betrifft die Mechanismen, durch die Aggregate Zelltoxizität auslösen (Proteotoxizität). Wir haben uns diesem Problem unter Verwendung eines systematischen Ansatzes gewidmet. Dabei haben wir insbesondere die Hypothese getestet, dass die toxischen Aggregate – oder ihre oligomeren Vorstufen – andere zelluläre Proteine koaggregieren und auf diese Weise ihre Funktion stören. Wir haben hierzu in menschlichen Zellen artifizielle Proteine exprimiert, die strukturell so konstruiert waren, dass sie fibrilläre Aggregate bildeten, aber ansonsten keine biologische Funktion hatten.

Dieser Ansatz sollte es uns ermöglichen, die toxische Funktion der Aggregate isoliert zu analysieren. Es zeigte sich, dass die artifiziellen Proteine ausgeprägt zelltoxisch waren. Quantitative Proteomanalysen ergaben weiter, dass die Aggregate nicht nur mit verschiedenen Chaperonen, sondern mit zahlreichen (ca. 100) endogenen Proteinen interagierten [25]. Diese Proteine waren zumeist verschiedenen Schlüsselfunktionen der Zellregulation, wie Transkription, Translation, Organisation der Zytoskelettstruktur, Vesikeltransport, Chromatinregulation und RNA-Prozessierung, zuzuordnen. Die Aggregate sind damit in der Lage, gleichzeitig eine Vielzahl essenzieller Zellfunktionen zu stören.

Bioinformatikanalyse zeigte interessanterweise, dass die mit den Aggregaten interagierenden Proteine bestimmte physikochemische Eigenschaften gemeinsam hatten. Es handelte sich überwiegend um große Multidomänenproteine mit ausgeprägten unstrukturierten Sequenzbereichen. Solche Proteine sind strukturell flexibel und könnten sich den Oberflächen von Aggregaten anpassen, die wahrscheinlich ungepaarte β-Faltblattstränge und hydrophobe Seitenketten exponieren. Die gleichen Struktureigenschaften verleihen den Zielproteinen der Aggregate ihre Interaktionsfähigkeit im zellulären Proteinnetzwerk. Auf der Basis dieser Untersuchungen schlagen wir vor, dass die Toxizität von Aggregaten, zumindest zum Teil, auf ihrer Fähigkeit beruht, multiple zelluläre Schlüsselproteine zu sequestrieren und damit funktionell zu inhibieren.

Ausblick

Die große Herausforderung bei der weiteren Erforschung der Proteinfaltung besteht darin, Wissen aus verschiedenen Disziplinen zusammenzuführen. Computersimulationen und biophysikalische Methoden werden dabei helfen, die molekularen Eigenschaften von Proteinaggregaten zu entschlüsseln. Zunehmend werden wir in der Lage sein, raffinierte biophysikalische Techniken zur zeitaufgelösten Analyse der Proteinkonformation auf zelluläre Verhältnisse anzuwenden, mit dem Fernziel, Einzelmoleküle

während der Synthese und Faltung in der Zelle verfolgen zu können.

Eine große Herausforderung im medizinischen Bereich besteht darin, die Struktureigenschaften von Proteinaggregaten zu entschlüsseln, die ihnen toxische Eigenschaften verleihen. Die Aufklärung der molekularen Mechanismen neurodegenerativer Krankheiten ist besonders in den Industriestaaten mit alternder Bevölkerung von großer Dringlichkeit. Anlass zu Optimismus, dass neue therapeutische Strategien gefunden werden können, geben Befunde, nach denen das zelleigene Chaperonsystem zur Aggregationsverhinderung pharmakologisch aktiviert werden kann [31,33].

Literatur

[1] Anfinsen CB. Principles that govern the folding of protein chains. Science 1973; 181: 223–230

[2] Balch WE, Morimoto RI, Dillin A et al. Adapting proteostasis for disease intervention. Science 2008; 319: 916–919

[3] Behrends C, Langer CA, Boteva R et al. Chaperonin TRiC promotes the assembly of polyQ expansion proteins into nontoxic oligomers. Mol Cell 2006; 23: 887–897

[4] Braig K, Otwinowski Z, Hegde R et al. The crystal structure of the bacterial chaperonin GroEL at 2.8 A. Nature 1994; 371: 578–586

[5] Brandt F, Etchells SA, Ortiz JO et al. The native 3D organization of bacterial polysomes. Cell 2009; 136, 261–271

[6] Brinker A, Pfeifer G, Kerner MJ et al. Dual function of protein confinement in chaperonin-assisted protein folding. Cell 2001; 107: 223–233

[7] Chakraborty K, Chatila M, Sinha J et al. Chaperonin-catalyzed rescue of kinetically trapped states in protein folding. Cell 2010; 142: 112–122

[8] Cheng MY, Hartl FU, Martin J et al. Mitochondrial heat-shock protein hsp60 is essential for assembly of proteins imported into yeast mitochondria. Nature 1989; 337: 620–625

[9] Chiti F, Dobson CM. Protein misfolding, functional amyloid, and human disease. Annu Rev Biochem 2006; 75: 333–366

[10] Dragovic Z, Broadley SA, Shomura Y et al. Molecular chaperones of the Hsp110 family act as nucleotide exchange factors of Hsp70 s. EMBO J 2006; 25: 2519–2528

[11] Ferbitz L, Maier T, Patzelt H et al. Trigger factor in complex with the ribosome forms a molecular cradle for nascent proteins. Nature 2004; 431: 590–596

[12] Frydman J, Nimmesgern E, Ohtsuka K et al. Folding of nascent polypeptide chains in a high molecular mass assembly with molecular chaperones. Nature 1994; 370: 111–117

[13] Goloubinoff P, Christeller JT, Gatenby AA et al. Reconstitution of active dimeric ribulose bisphosphate carboxylase from an unfolded state depends on two chaperonin proteins and MgATP. Nature 1989; 342: 884–889

[14] Hartl FU. Molecular chaperones in cellular protein folding. Nature 1996; 381: 571–580

[15] Hartl FU, Hayer-Hartl M. Molecular chaperones in the cytosol: from nascent chain to folded protein. Science 2002; 295: 1852–1858

[16] Hartl FU, Hayer-Hartl M. Converging concepts of protein folding in vitro and in vivo. Nat Struct Mol Biol 2009; 16: 574–581

[17] Kaiser CM, Chang HC, Agashe VR et al. Real-time observation of trigger factor function on translating ribosomes. Nature 2006; 444: 455–460

[18] Kerner MJ, Naylor DJ, Ishihama Y et al. Proteome-wide analysis of chaperonin-dependent protein folding in Escherichia coli. Cell 2005; 122: 209–220

[19] Langer T, Lu C, Echols H et al. Successive action of DnaK, DnaJ and GroEL along the pathway of chaperone-mediated protein folding. Nature 1992; 356: 683–689

[20] Liberek K, Marszalek J, Ang D et al. Escherichia coli DnaJ and GrpE heat shock proteins jointly stimulate ATPase activity of DnaK. Proc Natl Acad Sci USA 1991; 88: 2874–2878

[21] Martin J, Langer T, Boteva R et al. Chaperonin-mediated protein folding at the surface of GroEL through a 'molten globule'-like intermediate. Nature 1991; 352: 36–42

[22] Martin J, Mayhew M, Langer T et al. The reaction cycle of GroEL and GroES in chaperonin-assisted protein folding. Nature 1993; 366: 228–233

[23] Mayhew M, Da Silva ACR, Martin J et al. Protein folding in the central cavity of the GroEL-GroES chaperonin complex. Nature 1996; 379: 420–426

[24] Muchowski PJ, Schaffar G, Sittler A et al. Hsp70 and Hsp40 chaperones can inhibit self-assembly of polyglutamine proteins into amyloid-like fibrils. Proc Natl Acad Sci USA 2000; 97: 7841–7846

[25] Olzscha H, Schermann SM, Woerner AC et al. Amyloid-like aggregates sequester numerous metastable proteins with essential cellular functions. Cell 2011; 144: 67–78

[26] Ostermann J, Horwich AL, Neupert W et al. Protein folding in mitochondria requires complex formation with hsp60 and ATP hydrolysis. Nature 1989; 341: 125–130

[27] Raviol H, Sadlish H, Rodriguez F et al. Chaperone network in the yeast cytosol: Hsp110 is revealed as an Hsp70 nucleotide exchange factor. EMBO J 2006; 25: 2510–2518

[28] Rüdiger S, Germeroth L, Schneider-Mergener J et al. Substrate specificity of the DnaK chaperone determined by screening cellulose-bound peptide. EMBO J 1997; 16: 1501–1507

[29] Schaffar G, Breuer P, Boteva R et al. Cellular toxicity of polyglutamine expansion proteins: Mechanism of transcription factor deactivation. Mol Cell 2004; 15: 95–105

[30] Shomura Y, Dragovic Z, Chang HC et al. Regulation of Hsp70 function by HspBP1: Structural analysis reveals an alternate mechanism for Hsp70 nucleotide exchange. Mol Cell 2005; 17: 367–379

[31] Sittler A, Lurz R, Lueder G et al. Geldanamycin activates a heat shock response and inhibits huntingtin aggregation in a cell culture model of Huntington's disease. Hum Mol Genet 2001; 10: 1307–1315

[32] Sondermann H, Scheufler C, Schneider C et al. Structure of a Bag/Hsc70 complex: Convergent functional evolution of Hsp70 nucleotide exchange factors. Science 2001; 291: 1553–1557

[33] Stebbins CE, Russo AA, Schneider C et al. Crystal structure of an Hsp90-geldanamycin complex: targeting of a protein chaperone by an antitumor agent. Cell 1997; 89: 239–250

[34] Szabo A, Langer T, Schroder H et al. The ATP hydrolysis-dependent reaction cycle of the Escherichia coli Hsp70 system DnaK, DnaJ, and GrpE. Proc Natl Acad Sci USA 1994; 91: 10345–10349

[35] Tang YC, Chang HC, Roeben A et al. Structural features of the GroEL-GroES nano-cage required for rapid folding of encapsulated protein. Cell 2006; 125: 903–914

[36] Weissman JS, Rye HS, Fenton WA et al. Characterization of the active intermediate of a GroEL-GroES-mediated protein folding reaction. Cell 1996; 84: 481–490

Abschlussbericht für das Projekt „Die Blockade des Hedgehog-Signalweges mit Cyclopamin als neue Therapieoption bei neuroendokrinen Pankreastumoren"

Johannes Rehm (Rudolf Haas-Stipendium 2009–2010)

Neuroendokrine Pankreastumoren

Neuroendokrine Tumoren des Pankreas (GEP-NPT; GEP = gastroenteropankreatische Tumoren; NPT = neuroendokrine Pankreastumoren) stellen etwa 2–5% aller diagnostizierten Neoplasien des Pankreas dar. Aufgrund verbesserter bildgebender Diagnostik und Hormonanalytik ist jedoch der Prozentsatz dieser Tumorentität jährlich steigend. Die neuroendokrinen Tumoren werden in hormonaktive und -inaktive Tumoren unterteilt. Dabei spielen die klinische Symptomatik und der Hormonnachweis im Serum oder Urin sowie der immunhistochemische Hormonnachweis im Tumor eine wichtige Rolle. Nach Marburger NET-Tumorregister (NET = neuroendokrine Tumoren) sind 64% der pankreatischen GEP-NPT hormonell inaktiv. Bei den übrigen, hormonell aktiven GEP-NET, stellen Insulinome und Gastrinome die größten Gruppen innerhalb dieser Tumorentität dar. Etwa 10% aller GEP-NET sind mit hereditären Tumorsyndromen assoziiert, wobei die multiple endokrine Neoplasie Typ 1 (MEN-1) hierbei die größte Gruppe darstellt [12].

Unter den Pankreastumoren haben die GEP-NET aufgrund eines häufig langsamen Wachstums eine vergleichsweise günstige Prognose. Sie zeichnen sich dabei jedoch durch eine sehr frühzeitige Metastasierung in die Leber oder Lymphknoten aus. Dadurch können insbesondere hormoninaktive GEP-NPT erst durch die Verdrängung des normalen Leberparenchyms und der hierdurch resultierenden intrahepatischen Tumorlast symptomatisch werden [12].

Malignitätskriterien und Prognosefaktoren

Häufig führt die durch die tumoreigene Hormonproduktion verursachte hormonelle Stoffwechselentgleisung zur Diagnose von pankreatischen GEP-NET. Dabei ist es häufig schwierig, zwischen eindeutig malignen oder benignen Tumoren zu unterscheiden. Zeigt sich bei der histologischen Untersuchung ein niedrig- bis undifferenziertes neuroendokrines Karzinom, so ist die Diagnosebestätigung und die Aussage über die Malignität leicht zu treffen. Deutlich schwieriger ist die Unterscheidung zwischen malignen und benignen Läsionen bei gut differenzierten endokrinen Pankreastumoren [9]. Hier sind der Nachweis von Metastasen oder die direkte Invasion in angrenzende Organe starke Kriterien für die Malignität. Tumorgröße, Angioinvasion sowie Anzahl der Mitosen und ein gesteigerter Ki-67-Proliferationsindex geben weitere Hinweise auf ein malignes Verhalten (Tab. 1).

Die Häufigkeit einer malignen Entartung der verschiedenen GEP-NPT ist jedoch sehr unterschiedlich. Etwa 60–80% der Gastrinome, 10% der Insulinome sowie 70% der nicht funktionellen Pankreastumoren erfüllen die Kriterien eines malignen Wachstums, wobei die 10-Jahresüberlebensrate in Abhängigkeit vom Tumortyp und von einer bereits erfolgten Metastasierung zwischen 5 und 74% variieren kann [5]. Es zeigt sich jedoch, dass die malignen hormonproduzierenden Pankreastumoren häufig vor einer Metastasierung nachgewiesen werden können, während die nicht funktionellen neuroendokrinen Pankreastumoren (NF-GEP-NPT) häufig erst diagnostiziert werden, wenn eine Metastasierung bereits eingetreten ist.

Therapie neuroendokriner Pankreastumoren. An erster Stelle der Therapie neuroendokriner Pankreastumoren steht immer die chirurgische Resektion des Primärtumors [10]. Bei nicht oder nicht vollständig resektablen GEP-NET entscheidet der Malignitätsgrad des Primärtumors über das Prozedere, welches von einer abwartenden Verlaufskontrolle bis zu einer palliativen Chemotherapie reichen kann.

Derzeit wird eine Klassifizierung des Malignitätsgrades neuroendokriner Pankreastumoren an-

Tab. 1   Klassifikation der neuroendokrinen Tumoren des Pankreas [9].

Malignitätsgrad	Tumorart	Differen-zierung	Organ	Größe	Proliferations-marker
benigne	Insulinom NF-GEP-NET	hoch	beschränkt auf Pankreas, nicht angioinvasiv	< 2 cm	≤ 2 Mitosen/HPF* ≤ 2% Ki-67-positive Zellen
benigne oder niedrig maligne	funktionelle GEP-NPT und NF-GEP-NPT	hoch	beschränkt auf Pankreas, angio-invasiv	≥ 2 cm	> 2 Mitosen/HPF*, > 2% Ki-67-positive Zellen
niedrig maligne	funktionelle GEP-NPT und NF-GEP-NPT	hoch	Invasion angren-zender Organe und/oder Metastasen	≥ 2 cm	> 2 Mitosen/HPF*, > 2% Ki-67-positive Zellen
hoch maligne	funktionelle GEP-NPT und NF-GEP-NPT	niedrig	Invasion angren-zender Organe und/oder Metastasen	≥ 2 cm	> 2 Mitosen/HPF*, > 2% Ki-67-positive Zellen

NF = nicht funktionell; * HPF = high power field

hand der in Tab. 1 aufgeführten Kriterien durchgeführt [9]. Die Beurteilung der dargestellten
Kriterien ist jedoch häufig sehr schwierig und
setzt ein hohes Maß an Erfahrung mit dieser Tumorentität durch den Untersucher voraus. Die
Verfügbarkeit eines zuverlässigen prognosti-
schen Markers, der Aussagen über den Grad der
Malignität des vorliegenden GEP-NPT ermöglicht, wäre deshalb von großer klinischer Relevanz. Hierdurch ließen sich gezielt Patienten mit
schlechter Prognose und einem rasch progredien-
ten Tumorleiden selektionieren. Diese Patienten
könnten dann aufwendigen und kostenintensive-
ren Verlaufskontrollen und Therapien zugeführt
werden als Patienten, denen eine langsamere Tumorprogression vorhergesagt werden kann.

Neuroendokrine Pankreastumoren im Rip1Tag2-Tumormausmodell

Rip1Tag2-Mäuse stellen ein sehr gut etabliertes
und definiertes Tumorprogressionsmodell dar.
Mäuse aus dieser transgenen Mauslinie, die das
SV40T-Antigen unter der Kontrolle des Insulin-
promoters in den β-Zellen des Pankreas exprimieren, entwickeln in einer mehrstufigen Tumorgenese aus normalen Inselzellen (ca. 400 pro
Pankreas) nach ca. 4–5 Wochen zunächst
Inselzellhyperplasien (ca. 200 pro Pankreas), die
dann nach ca. 8 Wochen in angiogenetisch veränderte Inselzellen (ca. 40 pro Pankreas) und
schließlich nach ca. 12–14 Wochen in Inselzelltumoren (ca. 10 pro Pankreas) übergehen (Über-

sicht in [6]; Abb. 1). Diese Inselzelltumoren können dann in gut differenzierte, benigne Adenome
und schlecht differenzierte, invasiv wachsende
Inselzellkarzinome unterteilt werden. Wie beim
Menschen werden die Adenome durch eine
komplette Tumorkapsel und das Fehlen von in-
filtrativem Wachstum definiert, während die
Inselzellkarzinome der Rip1Tag2-Mäuse durch
lokal invasives Wachstum, zelluläre Atypien
und Kapseldurchbruch gekennzeichnet sind. Metastasen treten bei diesen Mäusen in der Regel
nicht auf, da aufgrund der ausgeprägten
Hypoglykämie die Mäuse nach einer mittleren
Überlebenszeit von 14 Wochen versterben [13].

Der Hedgehog-Signalweg (Hh-Signalweg)

Eine Signaltransduktionskaskade, die eine Vielzahl zellulärer Prozesse steuert, ist der Hedge-
hog/Patched-Signalweg (Übersicht in [11]). Das
Morphogen „Sonic Hedgehog" (Shh) gehört zur
Hedgehog-Familie von Signalmolekülen in Ver-
tebratenzellen, deren Mitglieder alle eine Homo-
logie zum Hedgehog-Protein der Fruchtfliege
aufweisen. Nach Bioproteinsynthese wird ein
45 kDa großes Vorläuferprotein autokatalytisch
in 2 Proteine gespalten. Als posttranslationale
Modifikationen von Shh werden durch eine
noch unbekannte Komponente dem N-Terminus
ein Palmitoyl-Schwanz sowie dem C-Terminus
eine Cholesterolgruppe angehängt. Diese Modifikationen spielen in der Steigerung der Signal-

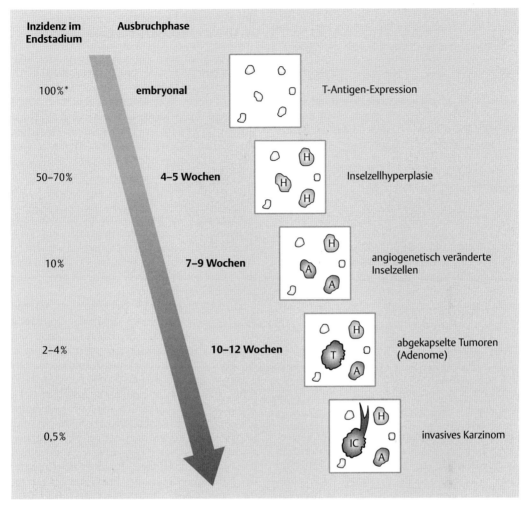

Abb. 1 Tumorgenese im Rip1Tag2-Mausmodell (modifiziert nach [6]). * Inzidenz in allen Stadien

induktion bzw. der kontrollierten Sezernierung und radialen Wirkung des Proteins eine wesentliche Rolle.

Auf der Oberfläche einer Shh-responsiven Zelle bindet Shh mit hoher Affinität an seinen Rezeptor „Patched" (Ptc), ein 12-transmembranales Protein. Durch diese Bindung verliert Ptc seine inhibierende Wirkung auf „Smoothened" (Smo), ein 7-transmembranaler, G-Protein-gekoppelter Rezeptor. Durch eine noch nicht vollständig verstandene intrazelluläre Signalweiterleitung kommt es zur Translozierung von Mitgliedern der Familie der Gli-Transkriptionsfaktoren in den Kern, wo spezifische Zielgene reguliert werden. Dabei fungiert Gli1 als Aktivator und Gli3 als Repressor. Zu den bereits bekannten Zielgenen des Signalwegs zählen *Gli1* sowie *Ptc* selbst.

Aufgrund einer hohen Konservierung des Signalwegs während der Evolution findet man große Homologien zwischen dem Vertebraten- und dem Drosophilasystem, wobei im Letzteren die durch Hedgehog (Hh) initiierte Organisation zytoplasmatischer Proteine besser verstanden ist. In Abwesenheit von Hh inhibiert Ptc Smo, wodurch das Homolog der Gli-Proteine – Cubitus interruptus (Ci) – über die Proteinkinase A (PKA) phosphoryliert wird. Die bis dahin im Proteinkomplex mit „Fused" (Fu) und „Costal 2" (Cos2) an Mikrotubuli assoziierte 155-kDa-Ci-Isoform wird proteolytisch gespalten, worauf die 75-kDa-Form im Kern akkumuliert und dort –

wie Gli3 in Säugerzellen – als Repressor fungiert. Durch Bindung an Ptc bewirkt Hh eine Inhibition der Ci-Spaltung und eine Dissoziation von den Mikrotubuli, sodass es als 155 kDa-Isoform vorliegt und – wie Gli1 – transkriptionsaktivierend wirkt.

Dieser Regulierungsprozess sowie der nukleäre Import von Ci werden durch einen Proteinkomplex koordiniert – bestehend aus der Serin-/Threonin-Kinase-Fu, „Suppressor of Fused" (Su[fu]), Cos2 und Ci selbst. Außer Cos2 sind im Vertebratensystem zwar alle anderen Komponenten bekannt, der dort ablaufende Prozess ist aber noch nicht vollständig verstanden. Es existieren mehrere Modelle zur Signalrezeption von Hedgehog-Proteinen. Ein konventioneller Ansatz geht von einer direkten Interaktion zwischen Ptc und Smo aus, wonach die Bindung von Hh zu einer Konformationsänderung von Ptc führt und so die Inhibition von Smo aufhebt. Ein anderes – stark hypothetisches Modell – geht davon aus, dass Ptc bereits intrazellulär das „Sorting" von Smo im Golgi-Apparat so beeinflusst, dass das Protein gar nicht erst die Plasmamembran erreicht. Durch Bindung von Hh wird Ptc internalisiert und dem lysosomalen Weg zugeführt, wodurch der Transport von Smo zur Zelloberfläche nicht mehr blockiert wird.

Bedeutung der Signaltransduktion. Im Gegensatz zum exakten Ablauf der Signaltransduktion ist deren Bedeutung in vielen Fällen zellulärer Prozesse bereits bekannt. So spielt Hh im Drosophilasystem eine wichtige Rolle in der Entwicklung der embryonalen Anterior-posterior-Achse sowie von Extremitäten, Flügel, Auge, Darm, Tracheen und Gonaden.

In Vertebraten ist Shh involviert in Prozesse wie der Angiogenese, der Genese von Zellen des Blutkreislaufs, der Entwicklung des Herzens, der Knochen, des Auges, des Darmes, der Haare bzw. Federn, der Extremitäten, der Lunge, der Muskel und der Genese von Zellen des Nervensystems; sprich Gliazellen und Neuronen, wie beispielsweise in der Entwicklung von Körnerzellvorläufern des Kleinhirns. Aufgrund der Beteiligung an so vielen unterschiedlichen Prozessen ist bei einer Dysregulation eine große Anzahl von Syndromen und Tumoren mit dem Signalweg assoziiert.

Die Rolle des Hedgehog-Signalwegs in der Karzinogenese maligner Tumoren

Das Verhalten einer Zelle in einem multizellulären Organismus wird streng kontrolliert durch ein komplexes Netzwerk an Signaltransduktionswegen, wobei Wachstumsfaktoren bzw. Mitogene und deren Rezeptoren eine zentrale Rolle spielen (Übersicht in [1]). Diese stellen sicher, dass Zellen sich nur dann teilen, wenn sie vom Körper als Ganzes oder in den einzelnen Geweben benötigt werden, wie z. B. während der Embryonalentwicklung oder der Wundheilung. Krebs hingegen entsteht, wenn die normale Wachstumsregulation unterbrochen wird, normalerweise durch Defekte in diesen Signaltransduktionswegen. Eine Vielzahl an regulatorisch wirkenden Proteinen und Rückkopplungsmechanismen dieses komplexen Netzwerks wurde in den letzten Jahren beschrieben.

Ein gut untersuchtes Beispiel eines solchen Regelsystems stellt der Hedgehog-Signalweg dar (s. o.). Während die Feinregulierung der Hedgehog-Signalkaskade eine wichtige Rolle in der embryonalen Entwicklung verschiedener Organe wie des Gehirns und der Skelettmuskulatur spielt, führt eine Deregulierung derselben beim Menschen zu Krebserkrankungen wie Medulloblastomen und Rhabdomyosarkomen. In den letzten Jahren konnte die Liste der mit Hedgehog assoziierten Tumoren stets erweitert werden und umfasst derzeit Gliome, Tumoren der Prostata, des Verdauungstrakts, des Pankreas, der Lunge, der weiblichen Brust und der Harnblase [2, 8, 15, 17].

Cyclopamin als Inhibitor des Hedgehog-Signalwegs

Das Hauptalkaloid der weißen Nieswurz (*Veratrum californicum*), Cyclopamin, wurde als verursachendes Agens für schwere, zyklopenhafte Missbildungen unter dem Nachwuchs von Schafherden in Nordamerika identifiziert [7]. Von Cyclopamin induzierte Missbildungen manifestieren sich unter anderem in einer fehlenden Zweiteilung der Hirnsphären (Holoprosenzephalie) sowie Defekten in der Organogenese der Gliedmaßen. Die molekulare Ursache der teratogenen Wirkung von Cyclopamin wurde erst etwa 20 Jahre später, nach Aufklärung des Shh-Signalwegs, geklärt [7]. Es konnte festgestellt werden, dass Cyclopamin eine Blockade des Shh-

Signalwegs durch direkte Interaktion mit Smo bewirkt [16]. Dies findet an den Transmembranbereichen dieses Proteins statt. Als Folge ist eine von Shh abhängige Signalweiterleitung nicht mehr möglich, und es treten Missbildungen während der Embryonalentwicklung auf.

Durch Applikation von Cyclopamin können von Shh beeinflusste Prozesse, wie die Entwicklung der Haarfollikel [3], die Musterbildung im Darm [14] und Teile der Insulinproduktion [18] *in vitro* und *in vivo* inhibiert werden. Im Gegensatz zur partiellen Inhibition des Ihh-Signalwegs durch Antikörper führte Cyclopamin zu einer nahezu vollständigen Repression des Zielgens *Ptc*.

Antitumorgene und antiproliferative Eigenschaften von Cyclopamin. Cyclopamin ist ein organisches Molekül mit einem Molekulargewicht von 411 Da und amphipathischem Charakter. Es kann aufgrund seiner geringen Größe frei durch die extrazelluläre Matrix diffundieren und gliedert sich leicht in die Lipidstruktur der Zellmembran ein, wo es eine Interaktion und Inhibition von Smo induziert [7]. Cyclopamin zeigte bei verschiedenen epithelialen Tumoren signifikante antitumorgene und antiproliferative Eigenschaften.

Beim duktalen Pankreaskarzinom konnte der Antragsteller bei *In-vivo*-Studien die antimetastatische Wirkung von Cyclopamin untersuchen. Dabei wurden athymische Nacktmäuse nach orthotoper Implantation einer Pankreaskarzinomzelllinie mit Cyclopamin behandelt. Während bei allen unbehandelten Kontrolltieren Metastasen auftraten, konnte bei den mit Cyclopamin behandelten Tieren eine Metastasenbildung komplett verhindert werden [4].

Die Rolle des Hedgehog-Signalwegs in der Karzinogenese neuroendokriner Pankreastumoren

In der durchgeführten Studie konnte erstmals nachgewiesen werden, dass Cyclopamin ein effektives Chemotherapeutikum zur Behandlung dieser Tumorentität darstellen könnte. In der Studie wurden die Rip1Tag2-Mäuse in 3 Gruppen eingeteilt, um die Wirkung von Cyclopamin im mehrstufigen Tumorprogressionsmodell zu evaluieren.

Die Präventionsgruppe erhielt von der 5.– 10. Lebenswoche Cyclopamin, die Interventionsgruppe von der 10.–14. Lebenswoche und die Regressionsgruppe ab der 12. Lebenswoche bis zum Tod. Den behandelten Tieren wurde 1-mal täglich Cyclopamin in einer Dosierung von 25 mg/kg intraperitoneal injiziert. Einer Behandlungsgruppe von 10 Tieren wurde eine unbehandelte Kontrollgruppe gleicher Größe gegenübergestellt. Die resezierten Pankreata der Präventions- und Interventionsgruppe wurden gewogen und makroskopisch auf sichtbare Tumoren überprüft. Anschließend wurde das Tumorvolumen und die Inzidenz (alle Tumoren, die über 1 mm im Durchmesser sind) mittels Hämatoxylin-Eosin-Färbung untersucht.

Die Evaluierung des Hh-Signalwegs erfolgte mittels quantitativer Real-Time-PCR (PCR = Polymerase-Kettenreaktion) und Immunohistochemie. Anhand der Todeszeitpunkte der Mäuse in der Regressionsgruppe wurde eine Kaplan-Meier-Überlebenskurve erstellt. Nach Behandlung mit Cyclopamin lag das Gewicht der entnommenen Pankreata in der Präventionsgruppe und Interventionsgruppe signifikant ($p = 0,039$ bzw. $p = 0,002$) unter dem der Kontrolltiere. Korrelierend fand sich ein signifikant geringeres Tumorvolumen in den therapierten Gruppen.

Die Behandlung mit Cyclopamin führte in der Regressionsgruppe zu einem signifikant längeren Überleben. Die mittlere Überlebenszeit lag bei den nicht behandelten Tieren bei 102 Tagen, die der behandelten Mäuse bei 127 Tagen ($p < 0,05$). Dies war umso erstaunlicher, da zu Beginn der Behandlung in der 12. Lebenswoche bereits eine erhebliche Tumorlast vorlag. In der Real-Time-PCR konnte die Wirksamkeit der medikamentösen Inhibierung des Hh-Signalwegs durch Herunterregulierung der Hh-Zielgene nachgewiesen werden. Cyclopamin wirkt bei der Blockade des Hh-Signalwegs als effektives Chemotherapeutikum in der mehrstufigen Tumorprogression von Inselzelltumoren im Rip1Tag2-Mausmodell und verlängert signifikant das Überleben. Dieser Ansatz könnte somit eine neue therapeutische Strategie in der Behandlung neuroendokriner Pankreastumoren zu unterschiedlichen Behandlungszeitpunkten darstellen.

Seit Anfang dieses Jahres steht mit LDE 225 erstmals ein oral verfügbares Cyclopamin (LDE225, *Novartis*) zur Verfügung. Ziel der geplanten Studie ist es erstmals, am transgenen Rip1Tag2-Tumormausmodell eine Chemoprävention und -therapiestudie mit LDE225 durchzuführen.

Literatur

[1] Beachy PA, Karhadkar SS, Berman DM. Tissue repair and stem cell renewal in carcinogenesis. Nature 2004; 432: 324–331

[2] Berman DM, Karhadkar SS, Maitra A, Montes De Oca R, Gerstenblith MR, Briggs K, Parker AR, Shimada Y, Eshleman JR, Watkins DN, Beachy PA. Widespread requirement for hedgehog ligand stimulation in growth of digestive tract tumours. Nature 2003; 425: 846–851

[3] Chiang C, Swan RZ, Grachtchouk M, Bolinger M, Litingtung Y, Robertson EK, Cooper MK, Gaffield W, Westphal H, Beachy PA, Dlugosz AA. Essential role for sonic hedgehog during hair follicle morphogenesis. Developmental Biology 1999; 205: 1–9

[4] Feldmann G, Dhara S, Fendrich V, Bedja D, Beaty R, Mullendore M, Karikari C, Alvarez H, Iacobuzio-Donahue C, Jimeno A, Gabrielson KL, Matsui W, Maitra A. Blockade of hedgehog signalling inhibits pancreatic cancer invasion and metastases: a new paradigm for combination therapy in solid cancers. Cancer research 2007; 67: 2187–2196

[5] Fendrich V, Langer P, Celik I, Bartsch DK, Zielke A, Ramaswamy A, Rothmund M. An aggressive surgical approach leads to long-term survival in patients with pancreatic endocrine tumors. Annals of Surgery 2006; 244: 845–853

[6] Hager JH, Hanahan D. Tumor cells utilize multiple pathways to down-modulate apoptosis. lessons from a mouse model of islet cell carcinogenesis. Annals of the New York Academy of Science 1999; 887: 150–163

[7] Incardona JP, Roelink H. The role of cholesterol in Shh signalling and teratogen-induced holoprosencephaly. Cellular and Molecular Life Science 2000; 57: 1709–1719

[8] Karhadkar SS, Bova GS, Abdallah N, Dhara S, Gardner D, Maitra A, Isaacs JT, Berman DM, Beachy PA. Hedgehog signalling in prostate regeneration, neoplasia and metastasis. Nature 2004; 431: 707–712

[9] Klöppel G. Tumoren des endokrinen Pankreas. Pathologe 2003; 24: 265–271

[10] Kouvaraki MA, Solorzano CC, Shapiro SE, Yao JC, Perrier ND, Lee JE, Evens DB. Surgical treatment of non-functioning pancreatic islet cell tumors. Journal of Surgical Oncology 2005; 89: 170–185

[11] Lum L, Beachy PA. The Hedgehog response network: sensors, switches and routers. Science 2004; 304: 1755–1759

[12] Öberg K, Eriksson B. Endocrine tumours of the pancreas. Best Practice & Research Clinical Gastroenterology 2005; 19: 753–781

[13] Perl AK, Wilgenbus P, Dahl U, Semb H, Christofori G. A causal role for E-cadherin in the transition from adenoma to carcinoma. Nature 1998; 392: 190–193

[14] Sukegawa A, Narita T, Kameda T, Saitoh K, Nohno T, Iba H, Yasugi S, Fukuda K. The concentric structure of the developing gut is regulated by sonic hedgehog derived from endodermal epithelium. Development 2000; 127: 1971–1980

[15] Taipale J, Beachy PA. The Hedgehog and Wnt signalling pathways in cancer. Nature 2001; 411: 349–354

[16] Taipale J, Cooper MK, Maiti T, Beachy PA. Patched acts catalytically to suppress the activity of Smoothened. Nature 2002; 418: 892–897

[17] Thayer SP, di Magliano MP, Heiser PW, Nielsen CM, Roberts DJ, Lauwers GY, Qi YP, Gysin S, Fernandez-del Castillo C, Yajnik V, Antoniu B, McMahon M, Warshaw AL, Hebrok M. Hedgehog is an early and late mediator of pancreatic cancer tumorigenesis. Nature 2003; 425: 851–856

[18] Thomas MK, Rastalsky N, Lee JH, Habener JF. Hedgehog, signaling regulation of insulin production by pancreatic beta-cells. Diabetes 2000; 49: 2039–2047

Aus dem Projekt bisher hervorgegangene Publikationen

[1] Fendrich V, Rehm JC, Maschuw K et al. Hedgehog inhibition represses tumor growth and prolongs survival in a genetically engineered model of pancreatic endocrine neoplasia. Ann Surg 2009, accepted with revisions (IF 8, 6)

Herr Johannes Rehm erstellte seinen Abschlussbericht im Rahmen des Projekts unter Leitung von

Herrn PD Dr. Volker Fendrich
Klinik f. Viszeral-, Thorax- und Gefäßchirurgie
Baldingerstraße
35041 Marburg
Tel. 0 64 21/5 86 65 44
E-Mail: fendrich@med.uni-marburg.de

Abschlussbericht

Chandresh Gajera (Rudolf Haas-Stipendium September 2010 bis Juni 2011)

Herr Chandresh Gajera beschäftigte sich in seinem Projekt mit dem Zusammenspiel zweier Anionenaustauscher und Kationenkanäle in der Membran von Endosomen und Lysosomen.

Während der Ionentransport durch die äußere (Plasma-)Membran von Zellen seit Jahrzehnten intensiv untersucht wird und dadurch zahlreiche wichtige Funktionen verschiedener Transportprozesse ans Licht gebracht worden sind, wissen wir noch sehr wenig über den Ionentransport über intrazelluläre Membranen, wie die von Endosomen und Lysosomen. Dies sind vesikuläre intrazelluläre Kompartimente, über die z. B. extrazelluläre Substanzen in die Zelle aufgenommen und abgebaut werden. Endozytose spielt aber auch bei der Regulation der Präsenz von integralen Membranproteinen in der Plasmamembran eine entscheidende Rolle, wie auch bei der Aufnahme wichtiger Substanzen wie Eisen oder bei der zellulären Signaltransduktion. Die große biologische und medizinische Bedeutung von Endozytose und lysosomaler Degradation wird durch Erbkrankheiten und Mausmodelle unterstrichen, bei denen Defekte in der Funktion von Endosomen oder Lysosomen vorliegen.

Erhebliche Krankheitsbilder bei Störungen im Ionentransport über intrazelluläre Membranen. Störungen in der Funktion von Endosomen und Lysosomen können u. a. durch Mutationen in Proteinen entstehen, die den intrazellulären Transport der Vesikel steuern, oder durch defekte lysosomale Enzyme, die aufgenommene Moleküle abbauen. Zunehmend wird klar, dass auch Störungen im Ionentransport über endosomale oder lysosomale Membranen mit teils erheblichen Krankheitsbildern verbunden sind. So führt ein Ausfall des endosomalen Chloridtransporters ClC-5 zu Morbus Dent (gekennzeichnet u. a. durch Proteinurie und Nierensteine; [1, 2]) und ein Fehlen des lysosomalen Cl$^-$-Transporters ClC-7 zu Osteopetrose [3], lysosomaler Speicherkrankheit und schwerster Neurodegeneration [4].

Funktion von Cl$^-$-Transportern. Neuere Forschungsergebnisse haben die Diskussion über die Funktion von Cl$^-$-Transportern weiter belebt. Bis vor wenigen Jahren war man davon ausgegangen, dass ClC-5 und ClC-7 Cl$^-$-Kanäle sind und der Cl$^-$-Transport in Endosomen und Lysosomen allein im Zusammenhang mit der Generierung der Protonen- oder Wasserstoffionenkonzentration dieser Zellorganellen, also des pH-Werts, steht [5].

Der pH-Wert ist wichtig für deren Funktion, da ein saures luminales Milieu einerseits für die Aktivität lysosomaler Enzyme, andererseits auch für den Transport und das Abschnüren von Vesikeln benötigt wird. Protonen (H$^+$) werden von einer sogenannten ATP-abhängigen Protonenpumpe (vATPase) in die Organellen gepumpt. Dieser Vorgang führt jedoch zu einem Anstieg der Ladung und damit zu einer elektrischen Spannung zwischen Zellinnerem und -äußerem. Würde diese Spannung nicht ausgeglichen, wäre für den Protonentransport in die Zelle entgegen des entstehenden Spannungsgradienten immer mehr Energie notwendig und der Vorgang käme nach kurzer Zeit zum Erliegen. Die überschüssige elektrische Ladung im Zellinnern muss also ausgeglichen werden. Dies könnte zum Beispiel durch ein Herauspumpen positiver Ladungen erfolgen, aber auch durch ein zusätzliches Hereinpumpen ausgleichender negativer Ladungen. Letztere Funktion wurde bisher den endosomal-lysosomalen Chloridtransportern ClC-5 und -7 zugeschrieben (siehe Abb. 1).

Neueste Arbeiten aus dem Labor Jentsch konnten jedoch zeigen, dass diese Funktion nicht unbedingt die wesentliche ist. ClC-5 und -7 sind nämlich keine Chloridkanäle, sondern 2 Cl$^-$/H$^+$-Gegentauscher [6, 7]. Ein Einstrom von Cl$^-$ ist hier zugleich verbunden mit einem Ausschleusen von H$^+$. Geht man von der bisher angenommenen Funktion dieser Proteine aus, die H$^+$-Anreicherung in der Zelle zu unterstützen, erscheint diese Funktion zunächst kontraproduktiv, denn parallel zum Einstrom von Cl$^-$ verliert die Organelle „wertvolles" H$^+$.

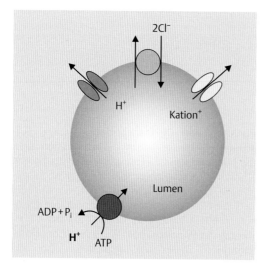

Abb. 1 Modell eines Endosoms oder Lysosoms. Das Lumen des Vesikels wird von einer H^+-ATPase angesäuert, die energieabhängig Protonen (H^+) in das Lumen pumpt. Damit wirkt sie einem H^+-Leck (oben links) entgegen. Ohne einen Ladungsausgleich kann der Transport aber nicht funktionieren, da sonst eine luminal-positive intravesikuläre Spannung entstehen würde, die das weitere Pumpen verhindert. Der Ladungsausgleich kann einerseits durch 2 Cl^-/H^+-Gegenaustauscher (oben) wie ClC-5 oder ClC-7 erfolgen. Neue Daten deuten darauf hin, dass jedoch auch Kationenkanäle (oben rechts) eine Rolle spielen, insbesondere bei der Ansäuerung von Lysosomen. Die Aufklärung der molekularen Identität dieser Kationenkanäle und ihrer Funktionen stand im Mittelpunkt des Projekts. Urheber: Prof. Dr. Thomas Jentsch.

Um zu untersuchen, ob es sich bei der Austauschfunktion vielleicht lediglich um ein entbehrliches evolutionäres Überbleibsel handelt oder ob nicht doch eine bislang unbekannte Funktion dahinter steckt, wurde in der Gruppe Jentsch der Cl^-/H^+-Austauscher in Mäusen durch eine Punktmutation in eine reine Chloridleitfähigkeit umgewandelt. Obwohl diese Cl^--Leitfähigkeit die Ansäuerung von Endosomen und Lysosomen weiterhin unterstützte, also die bisher angenommene physiologische Rolle der intrazellulären CLC-Proteine erhalten war, führte dies zu ähnlicher Pathologie wie der komplette Verlust der Austauscher [8, 9]. Dies deutete darauf hin, dass die Rolle intrazellulärer ClC nicht primär in der Unterstützung der Ansäuerung dieser Organellen zu sehen ist, sondern in einer Akkumulation von Chlorid in diesen Vesikeln. Diese Hypothese wird weiterhin dadurch unterstützt,

dass der Verlust von ClC-7 – sowie auch seine Umwandlung in eine Cl^--Leitfähigkeit – den pH-Wert von Lysosomen nicht änderte [4, 9]. Experimente und theoretische Berechnungen implizierten eine Kationenleitfähigkeit in der Ansäuerung von Lysosomen [9, 10], Abb. **1**.

Identifizierung der Kationenleitfähigkeit. Die Identifizierung dieser Kationenleitfähigkeit sowie ihrer Funktion für Lysosomen und Endosomen sowie die Aufklärung des funktionellen Wechselspiels mit intrazellulären CLC ist daher eine dringliche wissenschaftliche Fragestellung. Dies umso mehr, da nicht nur Mutationen in CLC, sondern auch in bestimmten intrazellulären Kationenkanälen zu lysosomalen Speichererkrankungen beim Menschen führen können.

Das Projekt von Herrn Gajera bestand nun darin, Kandidaten für die Kationenleitfähigkeit von Endosomen und Lysosomen im Tiermodell zu testen. Er fokussierte auf 2 erst vor Kurzem beschriebene Kationenkanäle, TPC1 und TPC2, die auf Endosomen und Lysosomen lokalisiert sind [11, 12]. Im Knock-out-Mausmodell sollte überprüft werden, ob der Verlust des endosomalen TPC1, ebenso wie vorher für den endosomalen ClC-5 beschrieben [2], zu einer Störung der Proteinaufnahme im proximalen Tubulus der Niere führt. Die Rolle des lysosomalen ClC-7 für den lysosomalen pH sollte an TPC2-Knock-out-Mäusen untersucht werden. In beiden Fällen sollten durch Kreuzen der Tiere Doppel-Knock-outs für die endosomalen TPC1/ClC-5 sowie die lysosomalen TPC2/ClC-7 hergestellt und untersucht werden.

Herr Gajera generierte zunächst Antikörper gegen TPC1 und TPC2, um diese Kanäle in Immunzytochemie und Westernblot nachweisen zu können. TPC1- und TPC2-KO-Mäuse wurden von einer anderen Arbeitsgruppe bzw. der europäischen Mauseinrichtung EMMA erhalten und von Herrn Gajera expandiert. An TPC1-Mäusen untersuchte Herr Gajera die urinäre Ausscheidung des Proteins DBP (DBP = Vitamin-D-Bindeprotein) als Marker für einen Endozytosedefekt (Abb. **2**). Obwohl nach Ablaufen seines Stipendiums noch weitere Untersuchungen notwendig sind, lässt sich bereits sagen, dass ein Defekt in TPC1 alleine nicht ausreichend ist, um eine mit dem ClC-5-KO vergleichbare [2] Endozytosedefizienz hervorzurufen.

Weiterhin kreuzte Herr Gajera TPC1-KO-Mäuse mit ClC-5-KO-Mäusen sowie TPC2-KO-

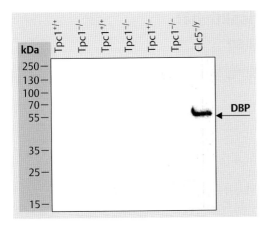

Abb. 2 Detektion von Vitamin-D-Bindeprotein (DBP) im Urin von Wildtyp, ClC-5- und TPC1-Knock-out-Mäusen. Die Detektion von DBP über Western-Blot ist ein hochempfindlicher Nachweis für den Verlust von Proteinen kleinen Molekulargewichts in den Urin. Nur im Urin von ClC-5-KO-Mäusen (rechte Spur) ist DBP nachweisbar, nicht jedoch im Urin von Mäusen, denen der endosomale Kationenkanal TPC1 fehlt (Tpc1$^{-/-}$). Auftrag je 40 µl Spontanurin pro Spur (von je 3 WT- und TPC1$^{-/-}$-Mäusen und einer ClC-5$^{y/-}$-Maus).

Mäuse mit ClC-7-KO-Mäusen. In ersten Untersuchungen zeigten diese Mäuse hohe Letalität, was auf eine funktionelle Interaktion beider Proteine schließen lässt. Die geringe Anzahl überlebender Mäuse erlaubte jedoch keine detaillierte Analyse. Daher wurde beschlossen, konditionelle Mäuse herzustellen, in denen ein Doppel-KO nur in bestimmten Geweben erzielt wird. Herr Gajera kreuzte daher TPC1-KO-Mäuse mit „gefloxten" ClC-5-Mäusen und TPC2-KO-Mäuse mit „gefloxten" ClC-7-Mäusen. Wir sind dabei, diese Mäuse mit entsprechenden Cre-Rekombinase exprimierenden Mauslinien zu kreuzen, um einen Doppel-KO im proximalen Tubulus der Niere oder in bestimmten Gehirnregionen zu erhalten.

Zusammenfassend wurden in dem Projekt die Grundlagen für eine gründliche Charakterisierung von TPC1 und TPC2 und deren funktionelle Interaktion mit endosomalen und lysosomalen ClC-Austauschern gelegt. Wir erwarten, dass das Projekt innerhalb einiger Jahre zu spannenden, biologisch und medizinisch relevanten neuen Erkenntnissen über die Funktion von Endosomen und Lysosomen führen wird.

Literatur

[1] Lloyd SE et al. A common molecular basis for three inherited kidney stone diseases. Nature 1996; 379: 445–449

[2] Piwon N, Günther W, Schwake M et al. ClC-5 Cl$^-$-channel disruption impairs endocytosis in a mouse model for Dent's disease. Nature 2000; 408: 369–373

[3] Kornak U et al. Loss of the ClC-7 chloride channel leads to osteopetrosis in mice and man. Cell 2001; 104: 205–215

[4] Kasper D et al. Loss of the chloride channel ClC-7 leads to lysosomal storage disease and neurodegeneration. EMBO J 2005; 24: 1079–1091

[5] Günther W, Lüchow A, Cluzeaud F et al. ClC-5, the chloride channel mutated in Dent's disease, colocalizes with the proton pump in endocytotically active kidney cells. Proc Natl Acad Sci USA 1998; 95: 8075–8080

[6] Scheel O, Zdebik A, Lourdel S et al. Voltage-dependent electrogenic chloride proton exchange by endosomal CLC proteins. Nature 2005; 436: 424–427

[7] Leisle L, Ludwig CM, Wagner FA et al. ClC-7 is a slowly voltage-gated 2 Cl$^-$/H$^+$-exchanger and requires Ostm1 for transport activity. EMBO J 2011; 30: 2140–2152

[8] Novarino G, Weinert S, Rickheit G et al. Endosomal chloride-proton exchange rather than chloride conductance is crucial for renal endocytosis. Science 2010; 328: 1398–1401

[9] Weinert S et al. Lysosomal pathology and osteopetrosis upon loss of H$^+$-driven lysosomal Cl$^-$ accumulation. Science 2010; 328: 1401–1403

[10] Steinberg BE et al. A cation counterflux supports lysosomal acidification. J Cell Biol 2010; 189: 1171–1186

[11] Calcraft PJ et al. NAADP mobilizes calcium from acidic organelles through two-pore channels. Nature 2009; 459: 596–600

[12] Brailoiu E et al. Essential requirement for two-pore channel 1 in NAADP-mediated calcium signaling. J Cell Biol 2009; 186: 201–209

Untersuchung der Hämadsorptionsaktivität der Influenza-A-Virus-Neuraminidase

Jennifer Uhlendorff (Stipendiatin der Jung-Stiftung für Wissenschaft und Forschung)

Influenzaviren

Influenzaviren gehören zu der Familie der *Orthomyxoviridae*, die membranumhüllte Viren mit einem einzelsträngigen, segmentierten RNA-Genom darstellen. Die Gliederung in die Genera A, B und C erfolgt unter anderem durch serologische Unterschiede der Nukleo- und Matrixproteine. Die Antigenvariabilität der Oberflächenglykoproteine Hämagglutinin (HA) und Neuraminidase (NA) führt weiterhin zu einer Unterteilung der Influenza-A-Viren in verschiedene Subtypen. Zurzeit sind 16 serologisch unterschiedliche HA (H1-H16) und 9 NA (N1–N9) bekannt (Fouchier et al. 2005; Röhm et al. 1996; Uhlendorff et al. 2009).

Das natürliche Reservoir der Influenza-A-Viren stellen wildlebende Wasservögel wie z.B. Wildenten dar. Ausgehend von den Wasservögeln kann es zu einer Übertragung der Infektion auf domestiziertes Geflügel, Schweine, Menschen und andere Säugetiere kommen. Wird ein Influenza-A-Virus-Subtyp übertragen, gegen den keine schützende Immunität in der menschlichen Bevölkerung besteht, kann es zu einer ungehinderten Ausbreitung des Virus in der Bevölkerung kommen. Einhergehend mit einer weltweiten Ausbreitung können schwere Erkrankungen und hohe Mortalitätsraten auftreten. Treffen diese Szenarien aufeinander, spricht man von einer Influenza-Pandemie.

Influenza-Pandemien. Im vergangenen Jahrhundert kam es zu 3 großen Influenza-Pandemien, die in den Jahren 1918, 1957 und 1968 auftraten und zwischen 1 Mio. bis 40 Mio. Opfer forderten. Am 11. Juni 2009 erklärte die WHO die Ausbreitung des zuvor neu aufgetretenen Influenza-A-Virus des Subtyps H1N1 zur ersten Pandemie des 20. Jahrhunderts.

Die erste Voraussetzung für das Auftreten einer Pandemie ist die Übertragung eines neuen Influenza-A-Virus-Subtyps auf den Menschen. Um eine effiziente Virusreplikation und Mensch-zu-Mensch-Übertragung zu gewährleisten, muss sich das Influenzavirus zunächst an den neuen Wirt, den Menschen, anpassen. Dies erfolgt z.B. durch Mutationen innerhalb des viralen Genoms oder durch Reassortierung einzelner Genomsegmente. Die Untersuchung dieser Mutationen und Reassortierungen, die während der Entstehung einer Pandemie auftreten, können dabei wichtige Rückschlüsse auf die potenzielle pandemische Gefahr neuer Influenzaviren liefern.

Oberflächenglykoprotein Hämagglutinin (HA). Bereits bekannt ist, dass das Oberflächenglykoprotein Hämagglutinin (HA) hierbei eine entscheidende Rolle einnimmt. Das HA der Influenza-A-Viren stellt das rezeptorbindende Protein dar und initiiert die Infektion durch Bindung von sialinsäurehaltigen Glykoproteinrezeptoren der Wirtszelle. Bei der Entstehung einer Pandemie führen Mutationen im HA zur Erkennung des humanen Rezeptors auf der Wirtszelle und somit zu einer effizienten Infektion. Demnach tragen diese Mutationen maßgeblich zur Entstehung einer Pandemie bei (Childs et al. 2009; Gamblin et al. 2004; Matrosovich et al. 2000).

Oberflächenglykoprotein Neuraminidase (NA). Influenza-A-Viren besitzen zusätzlich das Oberflächenglykoprotein Neuraminidase (NA), welches endständige Sialinsäuren von Glykoproteinen und Lipiden abspaltet und dadurch den Rezeptor für das HA zerstört. Diese gegensätzliche Funktion wird benötigt, um die sialinsäurereiche Mukusbarriere in der menschlichen Lunge bei der initialen Infektion zu überwinden und eine effiziente Freisetzung der Nachkommenviren von der bereits infizierten Wirtszelle zu gewährleisten (Air & Laver 1989; Gottschalk et al. 1957; Klenk et al. 1955).

Hämadsorptionsaktivität (HAD-Aktivität). Zusätzlich zur dieser katalytischen Aktivität weisen Neuraminidasen von aviären Viren die Fähigkeit auf, Erythrozyten zu binden und eine Hämagglutination hervorzurufen. Diese Eigenschaft wurde später als die Hämadsorptionsaktivität (HAD-Aktivität) der NA beschrieben (Hausmann et al. 1995; Kobasa et al. 1997; Laver et al. 1984). Zusätzlich konnte gezeigt werden, dass die Anwesenheit der HAD-Aktivität zu einer effizienteren katalytischen Aktivität der NA gegenüber polyvalenten sialinsäurehaltigen Substraten und zellassoziierten Sialinsäuren führt. Im Gegensatz zu den aviären Viren, die eine HAD-Aktivität besitzen, weisen humane Viren der Pandemie von 1957 keine HAD-Aktivität und humane Viren der Pandemie von 1918 eine reduzierte HAD-Aktivität auf. Demnach muss es bei der Übertragung der Viren auf den Menschen zu einer Reduktion oder zu einem Verlust der HAD-Aktivität gekommen sein (Uhlendorff et al. 2009).

Verlust der Hämadsorptionsaktivität bei pandemischen Viren?

Die Neuraminidase von aviären Influenza-A-Viren besitzt neben der katalytischen Aktivität eine Hämadsorptionsaktivität (HAD-Aktivität). Bislang konnte gezeigt werden, dass diese HAD-Aktivität bei der Entstehung der Pandemie von 1957 durch Mutationen in der Domäne verloren ging. Bei der Entstehung der spanischen Grippe von 1918 konnte eine Reduktion der HAD-Aktivität beobachtet werden.

In dieser Studie sollte untersucht werden, ob die Viren der Schweinegrippe von 2009 ebenfalls keine oder eine reduzierte HAD-Aktivität aufweisen und ob der Verlust der HAD-Aktivität somit ein Marker für die Entstehung von pandemischen Viren darstellen kann. Zusätzlich sollte in diesem Zusammenhang der Verlust der HAD-Aktivität des pandemischen Virus von 1918 genauer untersucht werden.

Untersuchung der Hämadsorptionsaktivität der Neuraminidase des pandemischen Virus H1N1-2009

Um die katalytische und die HAD-Aktivität der Neuraminidase der H1N1-Pandemie von 2009 zu untersuchen, wurde zunächst anhand einer Speichelprobe eines Patienten mit Grippesymptomen das Virus A/Hamburg/05/2009 isoliert und vermehrt. Anschließend wurde die RNA des Virus extrahiert und mittels der reversen Transkription und Polymerasekettenreaktion in cDNA umgeschrieben und amplifiziert. Der offene Leserahmen der NA wurde in das Expressionsplasmid pCAGGS kloniert und vollständig sequenziert. Um die HAD-Aktivität der NA zu untersuchen, wurden Cos7-Zellen mit dem Expressionsplasmid (pCAGGS-NA) transfiziert und die Expression der NA auf der Oberfläche der Zellen nach 48 h quantifiziert (Abb. **1 a, b**).

Als Vergleichskontrolle wurden zusätzlich der Leervektor (Mock) und ein Plasmid, welches für eine aviäre N1-NA kodiert, mitgeführt. Nachdem gezeigt werden konnte, dass sowohl die NA des A/Hamburg/05/2009-Virus als auch die aviäre N1-NA zu gleichen Mengen auf der Oberfläche der Zellen exprimiert werden (Abb. **1 a**), wurden die Zellen mit humanen Erythrozyten überschichtet. Ungebundene Erythrozyten wurden nach einer 30-minütigen Inkubation auf Eis entfernt und die gebundenen Erythrozyten mittels TrueBlue bläulich gefärbt. Wie aus Abb. **1 b** ersichtlich, weist lediglich die aviäre N1-NA die Fähigkeit auf, Erythrozyten zu binden, wohingegen die NA des A/Hamburg/05/2009-Virus keine HAD-Aktivität besitzt.

Fehlende HAD-Aktivität bei pandemischem Virus H1N1-2009. Diese Daten zeigen, dass die NA des pandemischen Virus von 2009 keine HAD-Aktivität aufweist. Auch für die Pandemie von 1957 konnte bereits gezeigt werden, dass die NA von humanen Isolaten keine HAD-Aktivität mehr besitzt. Die Ergebnisse unterstützen somit die Hypothese, dass der Verlust der HAD-Aktivität mit der Entstehung einer Pandemie einhergeht und somit einen Marker für das pandemische Potenzial neuer Influenzaviren darstellen kann.

Im Fall des H1N1-Virus von 2009 wurde das Virus aber nicht direkt von einem Vogel auf den Menschen, sondern von einem Schwein auf den Menschen übertragen. Daher bleibt zu klären, ob das Schweinevorläufervirus der Pandemie noch eine HAD-Aktivität aufwies oder diese bereits bei der primären Übertragung von dem Vogel auf das Schwein verloren ging.

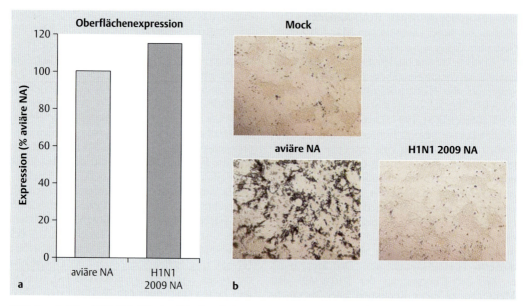

Abb. 1 a und **b**   HAD-Aktivität der NA des humanen Isolats A/Hamburg/05/2009. Cos7-Zellen wurden mit pCAGGS-Leervektor (Mock), pCAGGS-NAav (aviäre NA) und pCAGGS-NAH1N1 (H1N1-2009-NA) transfiziert. **a** Nach 48 h wurde die Oberflächenexpression der NA mittels ELISA mit einem anti-N1-spezifischen Antiserum quantifiziert. Das Expressionsniveau der H1N1-NA wurde in Relation zu der aviären NA abzüglich der Absorptionswerte der Mock-transfizierten Zellen ermittelt. **b** Für die Analyse der HAD-Aktivität wurden humane Erythrozyten auf die NA-exprimierenden Zellen gegeben. Gebundene Erythrozyten wurden mittels TrueBlue bläulich gefärbt.

Hämadsorptionsaktivität der Neuraminidase des A/Brevig-Mission/1/18(H1N1)-Virus

Für die Untersuchung der HAD-Aktivität des pandemischen Virus von 1918 (spanische Grippe) wurde das A/Brevig-Mission/1/18-Virus gewählt. Das NA-Gen des A/Brevig-Mission/1/18-Virus wurde anhand der in der Datenbank zur Verfügung stehenden Sequenz von der Firma *Genscript* synthetisiert. Im Anschluss wurde der offene Leserahmen der NA in den eukaryotischen Expressionsvektor pCAGGS kloniert. Bereits im Vorfeld konnte gezeigt werden, dass diese humane N1-NA eine HAD-Aktivität aufweist. Im Vergleich mit den beiden aviären N1-NA der Viren A/FPV/Rostock/34-(H7N1) und A/Ostrich/Italy/984/00-(H7N1) zeigte sich jedoch, dass diese humane N1-NA bereits eine signifikant geringere HAD-Aktivität besitzt.

Humane NA und Viren-NA: Unterschiede in 26 Aminosäuren. Aufgrund dessen stellte sich die Frage, ob das aviäre Vorläufervirus dieser Pandemie eine aviärähnliche HAD-Aktivität aufwies

und ob es während der Entstehung der Pandemie zunächst zu einer Reduktion und später zu einem Verlust der HAD-Aktivität der NA kam. Sequenzanalysen zeigten, dass die NA des humanen Virus A/Brevig-Mission/1/18-Virus sich in mindestens 26 Aminosäuren von bekannten aviären Viren unterscheidet (Reid et al. 2000).

Um zu untersuchen, ob diese Aminosäuren einen Einfluss auf die HAD-Aktivität haben, wurden 4 dieser 26 Aminosäuren ausgewählt, die aufgund ihrer strukturellen Lage einen möglichen Einfluss zeigen könnten (344Y, 354G, 393K und 430R). Mittels zielgerichteter Mutagenese wurden 4 Varianten der NA des humanen Virus A/Brevig-Mission/1/18 hergestellt, die anstelle der ursprünglichen die entsprechende Aminosäure der aviären NA aufweisen (N344Y, D354G, R393K und Q430R). Anschließend wurde die HAD-Aktivität dieser NA mit humanen und Hühnererythrozyten bestimmt. Zur Verdeutlichung der Ergebnisse wurden die gebundenen Hühnererythrozyten mittels 3,3′-Diaminobenzidin bräunlich gefärbt. Die beiden eingeführten Aminosäureaustausche an Position 354 und 393

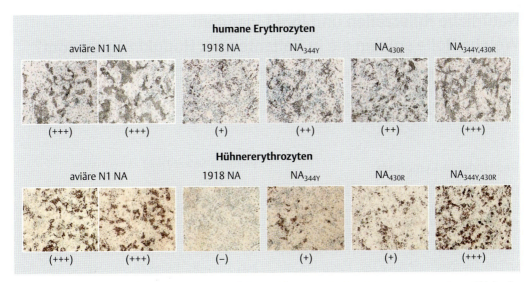

Abb. 2   HAD-Aktivität der N1-NA-Varianten von A/Brevig-Mission/1/18. Cos7-Zellen wurden mit den NA kodierenden pCAGGS-Plasmiden transfiziert. Nach 48 h wurden humane bzw. Hühnererythrozyten auf die Zellen gegeben. Ungebundene Erythrozyten wurden durch Waschen entfernt und gebundene durch 3,3'-Diaminobenzidin bräunlich gefärbt. Zur Quantifizierung wurde die Expression der NA auf der Zelloberfläche mittels ELISA bestimmt (Daten nicht gezeigt).

zeigten keinen Einfluss auf die HAD-Aktivität (Daten nicht gezeigt). Interessanterweise führen jedoch die beiden Mutationen an Position 344 und 430 jeweils zu einer Erhöhung der HAD-Aktivität, die sowohl bei den humanen als auch bei den Hühnererythrozyten zu beobachten ist (Abb. 2).

Im Anschluss daran wurde mittels zielgerichteter Mutagenese eine NA hergestellt, die sowohl an Position 344 als auch an Position 430 die entsprechende aviäre Aminosäure besitzt (Y und R). Anschließend wurde die HAD-Aktivität dieser NA bestimmt, und es konnte gezeigt werden, dass die Kombination beider Mutationen zu einer weiteren Steigerung der HAD-Aktivität führt (additiver Effekt). Wie aus Abb. 2 hervorgeht, weist die NA mit beiden Mutationen eine vergleichbare HAD-Aktivität wie die getesteten aviären NA auf. Hieraus kann geschlossen werden, dass das Vorläufervirus der 1918-Pandemie eine hohe HAD-Aktivität besaß, die charakteristisch für die aviären Viren ist. Während der Entstehung der Pandemie kam es dann aufgrund der beiden Aminosäureaustausche zunächst zu einer Reduktion der HAD-Aktivität. Spätere Isolate der Pandemie weisen keine HAD-Aktivität mehr auf.

Reduktion bzw. Verlust der HAD-Aktivität bei pandemischem Virus von 1918. Somit konnte auch für die Pandemie von 1918 bestätigt werden, dass einhergehend mit der Entstehung der Pandemie eine Reduktion bzw. Verlust der HAD-Aktivität auftritt. Zusammenfassend bestätigen diese Daten, dass der Verlust der HAD-Aktivität einen zusätzlichen Marker für die Anpassung aviärer Viren an den Menschen darstellen kann.

Natürliche Killerzellen und ihre Liganden:
Welche Rolle spielen sie in Patienten mit Hodgkin-Lymphom?

Maike Sauer (Stipendiatin der Jung-Stiftung für Wissenschaft und Forschung)

Das Hodgkin-Lymphom

Das Hodgkin-Lymphom ist ein maligner Lymphdrüsenkrebs, der sich durch eine nicht schmerzhafte Lymphknotenschwellung bemerkbar macht. Außerdem zeigt ein Teil der Patienten sogenannte B-Symptome, wie Fieber, Gewichtsverlust und Nachtschweiß. Das Hodgkin-Lymphom betrifft meist junge Menschen (im Median 32 Jahre) und etwas seltener Kinder sowie ältere Patienten von ungefähr 70 Jahren.

Die Zellen im Lymphknoten, die diese Krankheit charakterisieren, sind die einkernigen Hodgkin-Zellen und die mehrkernigen Reed-Sternberg-Zellen (Reed 1902; Sternberg 1898). Diese aus B-Zellen hervorgegangenen Tumorzellen machen allerdings nur ungefähr 1% des Tumorgewebes aus, während die große Mehrheit der Zellen keine malignen Tumorzellen sind, sondern *By-stander*-Zellen. Dies sind Fibroblasten, Lymphozyten, Neutrophile, Eosinophile und Mastzellen und sie bilden zusammen das Tumormikromilieu. Die Hodgkin-/Reed-Sternberg-Zellen sind von ihrem Tumormikromilieu abhängig und locken diese Zellen aktiv an, beispielsweise indem sie das Chemokin TARC (*Thymus and activation-regulated Chemokine*, CCL17) sezernieren, welches als Attraktant auf Th2- und regulatorische T-Zellen wirkt (Hnátková et al. 2009). Lymphozyten mit Th2-Phänotyp sowie regulatorische T-Zellen bilden dann ihrerseits ein vorteilhaftes Umfeld für die Hodgkin-/Reed-Sternberg-Zellen.

Heilungserfolge durch radikale Chemoradiotherapie. Während das Hodgkin-Lymphom vor einem Jahrhundert noch in fast allen Fällen tödlich verlief, werden heute 98% der Patienten in frühen Stadien und immerhin 85–90% der Patienten geheilt, die sich bei Diagnosestellung in einem späten Stadium befinden. Dies ist vor allem der Entwicklung radikaler Chemoradiotherapie (BEACOPP eskaliert) durch die deutsche Hodgkin-Studiengruppe unter der Leitung von Professor Volker Diehl zu verdanken.

Immuntherapien angestrebt. Obgleich das Hodgkin-Lymphom zu den bestheilbaren Tumorerkrankungen zählt, haben die Patienten häufig mit den Nebenwirkungen und Langzeiteffekten der Therapie zu kämpfen. Hält man sich vor Augen, dass die Patienten vorwiegend sehr jung sind und noch viele Jahre Lebenszeit vor sich haben, wird die Bedeutung einer optimalen und nebenwirkungsarmen Therapie klar. In der Zukunft werden Behandlungsformen zunehmen, die das eigene Immunsystem des Patienten als Waffe gegen den Tumor einsetzen. Um solche Immuntherapien erfolgreich anwenden zu können, müssen wir unser Wissen über das Immunsystem und die Effekte innovativer Therapien (wie z. B. *Small Molecules*) auf das Immunsystem erweitern. Nur mit umfassenden Kenntnissen über die Veränderungen des Immunsystems eines Krebspatienten können wir eines Tages Immuntherapien mit geringer Toxizität und wenig Nebenwirkungen oder Langzeitfolgen einsetzen.

NK-Zellen und ihre Rezeptoren in der Tumorabwehr

NK-Zellen (NK steht für: *Natural Killer Cells*) sind Lymphozyten der angeborenen Immunabwehr, die Tumorzellen aufspüren und direkt töten können. Sie erkennen Tumorzellen über bestimmte Oberflächenmoleküle wie „*MHC class I polypeptide-related Sequence*" (MIC) A und B oder die „*UL16 binding Proteins*" (ULBP) 1 bis 6. MICA/B und die ULBP sind Liganden für „*Natural Killer Group 2 Member D*" (NKG2D), einen Rezeptor, der natürliche Killerzellen (NK-Zellen) aktiviert und zur Lyse der Zielzelle befähigt (Bauer et al. 1999).

Neben NKG2D exprimieren NK-Zellen zudem die aktivierenden Rezeptoren aus der Gruppe der „*Natural Cytotoxicity Receptors*" (NCR), wie zum Beispiel NKp30 und NKp46 (Pende et al. 1999; Pessino et al.) Über die Liganden der NCR ist bislang relativ wenig bekannt. Als aktivierende NKp30-Liganden wurden in den letzten Jahren *„HLA-B associated Transcript 3"* (BAT3) und B7-H6 aus der B7-Familie identifiziert (Brandt et al. 2009; Pogge von Strandmann et al. 2007).

Die Aktivität von NK-Zellen und die Expression membranständiger Liganden sind für Tumorpatienten von großer Bedeutung. So haben beispielsweise Kolorektalkarzinompatienten mit hoher Expression membranständiger NKG2D-Liganden eine bessere Überlebenschance (McGilvray et al. 2009). Andererseits führt die Expression von inhibitorischen Varianten des zytotoxischen Rezeptors NKp30 zu einer schlechteren Prognose (Delahaye et al. 2011).

Um der NK-Zell-vermittelten Lyse zu entgehen, können Tumorzellen die Liganden für NKG2D mithilfe von Metalloproteasen von ihrer Oberfläche abspalten (*Shedding*) und erscheinen somit gegenüber dem Immunsystem als unsichtbar (Salih et al. 2002; Salih et al. 2006). Dies führt zu erhöhten Leveln löslicher NKG2D-Liganden im Serum der Patienten.

Neben der Unsichtbarkeit gegenüber dem Immunsystem führen die durch *„Shedding"* freigesetzten löslichen NKG2D-Liganden zur Herunterregulation von NKG2D auf der Oberfläche von NK-Zellen und zu eingeschränkter NK-Zell-Effektor-Funktion (Groh et al. 2002).

Bestimmung der Serumlevel von Liganden

Ziel des Projekts war es, die Serumlevel der löslichen NKG2D-Liganden im Serum von Hodgkin-Patienten vor Therapiebeginn zu bestimmen und eine mögliche Eignung als prognostische Marker zu analysieren. Des Weiteren sollte eine funktionelle Charakterisierung der NK-Zellen von Hodgkin-Patienten durchgeführt werden, und es galt zu erörtern, ob eventuelle erhöhte Level einen Einfluss auf die Aktivität von NK-Zellen haben, wie es in aktuellen Veröffentlichungen beschrieben wird.

Ferner sollten die Serumlevel für das Chemokin TARC und den in unserem Labor identifizierten NKp30-Liganden BAT3 bestimmt werden.

Für diese Versuche wurden Seren eines großen Hodgkin-Patientenkollektivs benötigt. Hierfür konnten wir auf die Serumbank der Deutschen Hodgkin Studiengruppe zugreifen, die die Seren von vielen hundert Hodgkin-Patienten beinhaltet, die zu unterschiedlichen Zeitpunkten (vor/während/nach Therapie) asserviert wurden.

Enzyme-linked immunosorbent Assay (ELISA). Es wurden ELISA-Tests für die NKG2D-Liganden MICA, MICB, ULBP1, ULBP2 und ULBP3, für den NKp30-Liganden BAT3 sowie für das Chemokin TARC (CCL17) durchgeführt.

Dies geschah zunächst mit Seren von 117 Hodgkin-Patienten vor Therapiebeginn und nur wenigen Seren gesunder Spender. Im weiteren Verlauf des Projekts wurden die ELISA-Tests optimiert, sodass wir nunmehr mit 384-Napfplatten arbeiten konnten, statt wie zuvor mit 96-Napfplatten. Aufgrund des niedrigeren benötigten Serumvolumens pro Analyse bei gleichzeitig erhöhtem Probendurchsatz konnten in einem 2. Durchlauf für weitere 419 Hodgkin-Seren vor bzw. nach Therapie sowie für jeweils 50 Normalseren die Spiegel für lösliches MICA, BAT3 und TARC bestimmt werden.

Parallel wurden NK-Zellen von Hodgkin-Patienten und gesunden Blutspendern isoliert, um damit Zytotoxizitätsassays zur Bestimmung der NK-Zell-Aktivität durchführen zu können. Weiterhin wurde die Expression wichtiger Oberflächenrezeptoren durchflusszytometrisch bestimmt (phänotypische Charakterisierung).

Lösliches ULBP1 und ULBP3. Mit den in unserem Labor etablierten und im Rahmen dieses Projekts weiter optimierten ELISA-Tests für lösliches ULBP1 und ULPB3 wurden untere Nachweisgrenzen von 700 pg/ml erreicht. Weder in den gesunden noch in den Patientenproben konnten Werte oberhalb dieser Nachweisgrenzen gemessen werden. Für die Analyse wäre eine sensitivere Methode notwendig.

Lösliches MICA, MICB, ULBP2, BAT3 und TARC. Die ELISA-Tests für lösliches MICA, MICB, ULBP2, BAT3 und TARC lieferten nach weiterer Etablierung stabile, reproduzierbare Ergebnisse, und alle genannten Proteine waren in Hodgkin-Proben nachweisbar.

Die Serumlevel an löslichem ULBP2 zeigten sich im Vergleich zu gesunden Spendern unverändert, dasselbe gilt für lösliches MICB.

Lösliches MICA

Interessanterweise werden bei Tumorpatienten verschiedener Entitäten erhöhte Serumkonzentrationen an löslichem MICA (*Soluble MICA, sMICA*) nachgewiesen (z. B. Groh et al. 2002; Jinushi et al. 2005; Marten et al. 2006; Nuckel et al. 2010).

Außerdem wird eine Relevanz als prognostische Marker diskutiert. Zwei große Studien von Holdenrieder et al. ergaben, dass signifikant erhöhte sMICA- und sMICB-Level in den verschiedensten Tumorentitäten mit schweren Erkrankungsstadien und Metastasierung korrelieren (Holdenrieder et al. 2006).

Für Patienten mit Hodgkin-Lymphom wurden bisher noch keine Daten über lösliche NKG2D-Liganden veröffentlicht.

Unsere Ergebnisse zeigen, dass die sMICA-Level bei Hodgkin-Patienten vor Therapie im Vergleich zu gesunden Spendern signifikant erhöht sind ($p < 0{,}0001$; *Student's t-Test*). Ferner korrelierten die Serumspiegel mit dem Stadium der Erkrankung. So zeigten späte Stadien deutlich höhere Level als frühe und mittlere Stadien ($p < 0{,}0001$; *Student's t-Test*). Nach Therapie nahmen die sMICA-Werte, im Vergleich mit den Ergebnissen vor Therapie, signifikant ab ($p < 0{,}0001$; *Student's t-Test*), blieben jedoch weiterhin erhöht im Vergleich zu den Werten der Normalseren ($p = 0{,}0007$; *Student's t-Test*). Patienten, die im weiteren Verlauf ein Rezidiv bekommen würden, zeigten nach ihrer primären Therapie ähnliche Werte wie Patienten, deren Therapie als erfolgreich angesehen werden kann.

BAT3

Bisher gibt es noch keine Veröffentlichungen zu Serumwerten für BAT3, einen Liganden für den zytotoxischen NK-Zell-Rezeptor NKp30, in Tumorpatienten.

Auch die Serumlevel von BAT3 waren, verglichen mit den Ergebnissen bei Gesunden, bei Hodgkin-Patienten erhöht ($p = 0{,}0081$; *Student's t-Test*), jedoch korrelierten die Werte nicht mit dem Stadium der Patienten. Nach Therapie wiesen die Seren signifikant weniger BAT3 auf als vor Therapie ($p < 0{,}0001$; *Student's t-Test*). Besonders interessant ist im Fall von BAT3, dass die Werte bei späteren Rezidivpatienten nach Primärtherapie noch deutlich höher liegen als bei Patienten, deren Therapie als erfolgreich eingestuft werden kann ($p < 0{,}0001$; *Student's t-Test*).

TARC

Erhöhte Serumlevel für das Chemokin TARC, das von Hodgkin-/Reed-Sternberg-Zellen sezerniert wird, sind für Patienten mit Hodgkin-Lymphom bereits beschrieben (Weihrauch et al. 2005).

Unsere ELISA-Tests ergaben drastisch erhöhte TARC-Werte bei Hodgkin-Patienten im Gegensatz zu den Werten bei gesunden Blutspendern ($p < 0{,}0001$; *Student's t-Test*). Sie korrelierten mit dem Stadium und zeigten sich zwischen frühen und mittleren sowie zwischen mittleren und späten Stadien jeweils signifikant erhöht ($p < 0{,}0001$; *Student's t-Test*). Nach Therapie senkten sich die TARC-Level wieder bis annähernd auf Normalniveau, wohingegen die späteren Rezidivpatienten nach ihrer initialen Therapie im Vergleich deutlich erhöhte Werte beibehielten ($p < 0{,}0001$; *Student's t-Test*).

Liganden als prognostische Marker?

sMICA, BAT3 und TARC als prognostische Marker. Die Ergebnisse deuten auf eine mögliche Qualität von sMICA, BAT3 und TARC als prognostische Marker hin. Alle 3 Faktoren sind bei Hodgkin-Patienten erhöht und sinken mit Abschluss der Therapie signifikant. sMICA und TARC steigen auch mit dem Stadium der Erkrankung. Besonders interessant ist, dass BAT3 und TARC nur bei Patienten mit erfolgreicher Therapie komplett absanken, jedoch bei zukünftig rezidivierenden Patienten signifikant erhöht blieben.

Dies deutet auf die Möglichkeit hin, sich BAT3 und TARC als Marker für Therapie-Outcome zunutze zu machen. Die beiden Faktoren korrelieren nicht miteinander (Pearson-Korrelationskoeffizient $r = 0{,}1005$), sodass sie als voneinander unabhängige Marker eingestuft werden können. Wünschenswerterweise wird man somit in der Lage sein, Patienten mit hohem Risiko für ein Rezidiv mithilfe eines einfachen und kostengünstigen Tests zu identifizieren.

Verminderte Lysefähigkeit von NK-Zellen

Im Gegensatz zu NK-Zellen gesunder Spender zeigten die NK-Zellen von Hodgkin-Patienten eine signifikant verminderte Lysefähigkeit gegenüber Hodgkin-Zelllinien (n = 8; p = 0,0001; *Student's t-Test*). Die FACS-Analyse (FACS = Fluorescence activated Cell Sorting) ergab im Vergleich zu gesunden NK-Zellen für NK-Zellen von Patienten ein unverändertes Bild für die meisten Aktivierungsmarker und zytotoxischen Rezeptoren. Signifikant reduziert war jedoch die Expression von NKG2D auf den NK-Zellen der Hodgkin-Patienten (n = 36; p < 0,0001; *Student's t-Test*).

In Einklang mit aktuellen Publikationen über lösliche NKG2D-Liganden in Tumorpatienten konnten wir zeigen, dass die erhöhten Serumlevel für sMICA mit einer Herunterregulation von NKG2D auf den NK-Zellen von Hodgkin-Patienten korrelieren. Dies resultiert in einem verminderten Potenzial der NK-Zellen, Tumorzellen zu erkennen und zu lysieren. Dieses Wissen wird uns auf dem Weg zu einer Immuntherapie zugutekommen, und wir hoffen, eines Tages in der Lage zu sein, die sMICA-Level von Patienten senken zu können. Wenn wir nun gleichzeitig die NK-Zellen aktivieren und gewährleisten, dass die Tumorzellen die benötigten Liganden auf ihrer Oberfläche tragen, sind wir in der Entwicklung einer NK-Zell-basierten Krebstherapie einen großen Schritt vorangekommen.

NK-Zell-basierte Immuntherapien

Auch in Zukunft möchte ich mich weiterhin mit dem Wechselspiel zwischen NK-Zellen und Tumorzellen beschäftigen. Es fehlen noch wichtige Grundlagenerkenntnisse in diesem Bereich, um erfolgreiche NK-Zell-basierte Immuntherapien zu entwickeln und anzuwenden.

Daher wird sich mein nächstes Projekt mit der Regulation von MICA beschäftigen. Was führt zur Hochregulation von MICA auf der Membran einer transformierten Zelle? Welche Signalkaskaden sind involviert? Was geschieht, damit die Tumorzelle das membrangebundene MICA verliert und so der Immunantwort entgehen kann? Aktuelle Publikationen benennen den „*DNA Damage Pathway*" als Regulator für NKG2D-Liganden (Gasser et al. 2005). In meinem Projekt werde ich in einem shRNA-Screening untersuchen, welche Signalmoleküle in der MICA-Regulation nach „*DNA Damage*" eine Rolle spielen. Ich habe die Möglichkeit, im nächsten halben Jahr die benötigte Etablierung der Versuche bei Stephan Gasser an der National University of Singapore durchzuführen. Durch seine Erfahrung hoffen wir, die richtigen Versuchsbedingungen zu finden bevor, zurück in Köln, das aufwendige Screening durchgeführt wird.

Ich möchte Professor Volker Diehl und der Jung-Stiftung meinen Dank für die letzten 12 Monate aussprechen, in denen ich die Möglichkeit hatte, innerhalb eines kreativen Wissenschaftsumfelds in der Gruppe von Frau Professor Elke Pogge von Strandmann zu arbeiten. Ich strebe an, der Forschung am Hodgkin-Lymphom sowie dessen Interaktion mit dem Immunsystem treu zu bleiben. Ferner hoffe ich zukünftig mitwirken zu können, wenn es darum geht, Patienten zu helfen, sei es auch nicht mit dem Stethoskop in der Kitteltasche, sondern mit der Pipette in der Hand.

A Mouse Model for microRNA-driven Lymphomagenesis

Alex F. Pellerin

Abstract. A mouse model has been generated in which high levels of an oncogenic microRNA, miR-155, can be expressed in a cell-type or developmental stage-specific manner. Initial experiments in this model suggest that it is suitable to explore the role of miR-155 in malignancies of the hematopoietic system. Report of scientific activity during tenure of a Jung-Foundation fellowship, September 2010–May 2011. My research has largely been centered on the lymphomagenic potential of microRNAs. MicroRNAs are small noncoding RNAs of approximately 20–23 nucleotides that are produced from a hairpin like structure. The hairpin is processed by cellular proteins to into the mature microRNA that can then bind, through complementary sequences, the 3′ untranslated region (UTR) of various messenger RNAs (mRNAs). The binding to the mRNA is facilitated through proteins known as the RISC complex. This process causes reduced expression of the target protein through mRNA degradation and/or inhibition of translation. I specifically focused on the microRNA
miR-155. It is known that miR-155 is upregulated in numerous human malignancies including breast, lung, colon and pancreatic cancer. It also is over-expressed in hematopoietic malignancies such as chronic lymphoblastic leukemia (CLL), acute myeloid leukemia (AML) and in various lymphomas. It has also been shown that enhanced ectopic expression of miR-155 in mice at an early stage in B cell development leads to pre B cell proliferation and ultimately malignant transformation [3].

In an attempt to model lymphomagenesis in mice through over-expression of miR-155, I generated a mouse carrying a conditional knock-in allele that expresses 5 tandem copies of miR-155 from the ubiquitously expressed Rosa26 locus, upon Cre recombinase mediated removal of a STOP cassette (miR-155 5X TG) (Fig. 1). The details of this approach, which was originally developed by Dr. Tirtha Chakraborty in our laboratory, will be described in a separate publication.

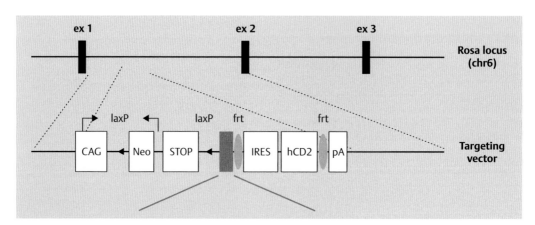

Fig. 1 Targeting strategy for the Rosa26 Locus. The resulting allele is controlled by a stop cassette that is to the 5′ end of the insert and flanked by Lox P sites. Upon Cre mediated recombination the stop cassette is deleted and the inserted gene will be under the control of the CAG promoter. At the 3′ end of the inserted gene is an IRES site and an hCD2 reporter. The IRES site allows for a separate translation start site for hCD2 so the reporter gene is translated separately from the inserted gene. At the 3′ prime end of the hCD2 reporter is a pA site that stops transcription. The insert is an allele that contains 5 tandem copies of miR-155.

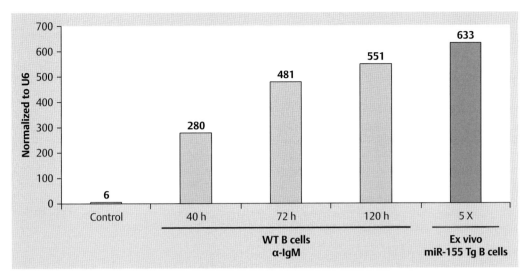

Fig. 2   Levels of miR-155 in activated B cells (light grey) and ex vivo miR-155 5X B cells (dark grey). B cells were isolated from the spleen of wild-type and miR-155 5X transgenic mice under the control of mb1-cre. WT B cells were stimulated with anti-IgM F(ab). MiR-155 TG B cells were isolated by CD43 depletion and not stimulated. Levels determined by gene amplification using Taqman qPCR and normalized to U6, a house-keeping gene.

This system allows us to control the expression of miR-155 in a tissue specific or stage specific manner, which could not be achieved with the oncogenic miR-155 transgene described by Costinean et al. [3]. It, therefore, will give us a chance to use miR-155 in our attempts to model mature B cell lymphomas much like the ones mentioned above. However, the allele could also be useful in modeling non-hematopoietic malignancies in mice.

We knew from previous work done in our laboratory that miR-155 is up-regulated in activated B cells [7]. Using the allele I generated in combination with the mb1-cre transgene (which is expressed in B lineage cells), I have been able to match the levels of miR-155 in activated B cells (Fig. 2).

This was encouraging because the new 5 copy allele apparently enables us to achieve mir-155 levels that match chronic cellular activation and thus a scenario, which may apply to an early stage of lymphoma pathogenesis. It was important in this context to determine the levels of miR-155 within some of the lymphomas that are known to have up-regulated this microRNA. This can give us insight into what levels of miR-155 are needed to possibly achieve malignant transformation of normal cells. I determined the levels of miR-155 in Hodgkin's lymphoma and Diffuse

Large B Cell Lymphoma cell lines to analyze the fold up-regulation of miR-155 as compared to normal human B cells (Fig. 3).

It is clear that when comparing the fold difference of miR-155 between normal human B cells and the cell lines that miR-155 is anywhere from 3 to 100 fold higher in the latter. Using the miR-155 5X transgene, which I have generated, I am thus able to achieve the upper limits of this fold difference *in vivo*.

When I activated the miR-155 5X allele in B cells in mice by using a B cell-specific Cre recombinase transgene under the control of the mb1 promoter, B cells were generated in the animals in increased numbers. The mice also had larger secondary lymphoid organs such as spleens, mesenteric lymph node (mLN) and Peyer's patch (Fig. 4).

In accordance with the notion that the miR-155 5X transgene can be a vital tool in modeling a mature lymphoma, I combined it with the proto-oncogene Myc. Myc and miR-155 have been shown to be over-expressed concomitantly in primary lymphoma samples from humans; specifically in Burkitt lymphoma and ABC-DLBCL. Combining these two alleles with a Cre recombinase transgene that is activated at a specific stage in B cell development known as the germinal center reaction, from which most human B cell

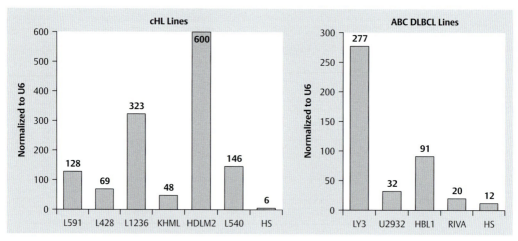

Fig. 3 Levels of miR-155 in human B cell lymphoma cell lines. Hodgkin's lymphoma lines include L591, L428, L1236, KHML, HDLM2 and L540. Diffuse Large B Cell Lymphoma lines in LY3, U2932, HBL1 and RIVA. The control, HS, is derived from normal human B cells isolated from blood. Levels determined by gene amplification using Taqman qPCR and normalized to U6. U6 is a house-keeping gene.

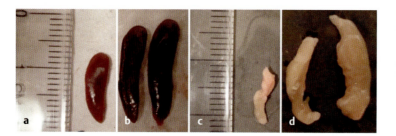

Fig. 4 Spleens and mLN of 5-month-old mice. Control mouse on the left and 2 spleens and 2 mLNs of miR-155 five copy mice under the control of the mb1-cre transgene.

lymphomas are derived might thus lead to a mouse model for these diseases. While this study is still in its infancy, the preliminary results are encouraging.

With the addition of myc to the miR-155 5X transgene there is a substantial increase of germinal center B cells (Fig. 5). The same substantial increase can be seen in the Peyer's patches of the same mice. Also, there is an increase of germinal center B cells in the spleen in the absence of any intentional immunization (data not shown). The cellular phenotype of the germinal center B cells from the double transgene still needs to be further investigated, but seems to be reminiscent of that of Burkitt lymphoma cells (data not shown; [6]).

However, even in the case of the double transgene, the majority of the B cells do not express the phenotypic markers of germinal center cells. Again, there is still no lymphomagenesis in these

mice at 10 weeks of age. The germinal center cells in the double mutant mice also seem not to undergo class switch recombination to express antibodies of the IgG class, which again correlates with Burkitt lymphoma (data not shown). The data depicted in Fig. 6 demonstrate that in the single and double mutant mice there is truly an expansion of germinal center B cells and not just an increase in their proportion within the overall B cell population.

While the mutant mice did not develop lymphomas over a period of observation of 10 weeks, it is quite possible that if the mice were allowed to age and receive subsequent immunizations to allow for stronger activation of the mutant alleles, one would see a malignant transformation. Also, one could employ the method of adoptive transfer into Rag deficient mice to study tumor development. Such tumors would have to be thoroughly characterized at the molecular level,

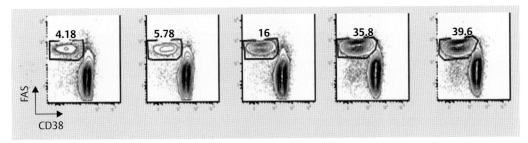

Fig. 5 Representative flow cytometry plots of germinal center and non-germinal center B cells in mesenteric lymph nodes of unimmunized 10 week old mice. Panels from left to right wild type control mouse, mice in which myc or miR-155 5X is activated in germinal centers via a germinal center specific cre, and 2 mice with combined miR-155 5X and myc expression. Cells are gated on B220+ B cells. Germinal center B cells appear in the indicated gates, and their percentages are given.

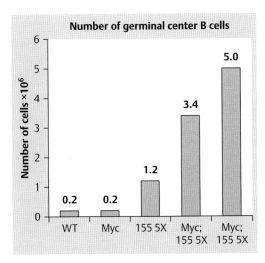

Fig. 6 Representative numbers of germinal center cells in the mesenteric lymph nodes of control and the various mutant mice. All transgenes are under the control of a germinal center specific cre recombinase transgene. Numbers are representative of the plots shown in Fig. **5**.

with a particular emphasis on additional oncogenic events, which could subsequently potentially be traced back to their human counterparts. Future work on this experimental system may thus lead to new insights into the pathogenesis of certain human B cell lymphomas.

The miR-155 5X transgene may also be useful in modeling myeloproliferative disease in mice. O'Connel et al. [5] showed that when miR-155 is over-expressed in hematopoietic stem cells (HSC), the mice suffer from uncontrolled prolif-

eration of myeloid cells. The system employed in this system involved infecting HSC with a retrovirus that expressed miR-155 and then transferring those cells into recipient mice. O'Connel et al. [5] also were able to recapitulate myeloproliferation through knocking down Ship1, a target of miR-155. Activating the miR-155 5X transgene in all nucleated hematopoietic cells resulted in the same phenotypic disorder as seen by O'Connel et al. [5] by 10 weeks of age (Fig. **7**).

The mice had a pale bone marrow and a dramatic increase in the size of spleen and mLN. The marrow lacked early erythroid precursors and exhibited an enrichment of myeloid cells. Splenomegaly resulted from extramedullary hematopoiesis and, much like in the bone marrow, a dramatic increase in myeloid cells. The mesenteric lymph nodes also were increased in size and cell numbers (data not shown). This will need to be investigated further; however, the results suggest that miR-155 may play a critical role in early hematopoiesis and may be involved in skewing HSC differentiation toward the myeloid lineage. Along these lines, the miR-155 5X allele may be useful in the future in modeling AML or CMML in the mouse.

Recently I have generated another conditional signal-on allele in the Rosa26 locus, much like the miR-155 allele, only this mouse can conditionally over-express miR-142. The current allele only expresses a single copy of miR-142, but I also have targeted embryonic stem cells with a 5 copy allele constructed in the same manner as the miR-155 5X transgene. This specific microRNA is intriguing and became an interest of mine because it is abundantly expressed in immune cells

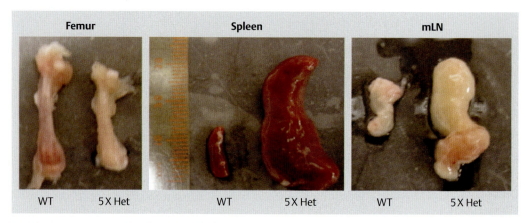

Fig. 7   Activation of miR-155 5X in HSC of 10-week-old mice.

and has been reported to be deregulated in Acute T cell Lymphoma and in pediatric brain tumors [1,2]. Experiments in our laboratory have shown that knock-out of the miR-142 gene in mice leads to dramatic deregulation of the hematopoietic system, with several cell lineages being severely affected. The conditional gain-of-function allele, which I have generated, should allow one to genetically rescue this phenotype and thus provide proof of concept that it is due solely to miR-142 deficiency. While the functional targets of miR-142 remain to be elucidated, these alleles will allow for future studies leading to a better understanding of miR-142's exact role in the hematopoietic system and in disease.

The role microRNAs play in mammalian biology cannot be underestimated. Over the last 10 years scientist have begun to understand how exactly these small, non-coding RNAs can regulate genes important for day to day functions of many cell types. Moreover, there is now abundant evidence indicating how the loss or gain of function of microRNAs can lead to or aid in the onset and progression of disease. These molecules may thus become an interesting new class of therapeutic targets and diagnostic markers in the clinic. My interest was specific to the immune system and B cells. The full potential of the miR-155 5X transgene in the development of lymphoma still needs to be investigated further. It is my hope that this allele will eventually allow one to model human mature B cell lymphomas in the mouse either through the sole expression of this microRNA or its expression in combination with another oncogene.

Acknowledgments

I want to thank Klaus Rajewsky for the opportunity to pursue my research on the role miR-155 has in malignant transformation and for discussions and guidance. I also want to thank Tirtha Chakraborty for all of his helpful contributions and guidance. Lastly, I would like to sincerely thank the Jung-Foundation for supporting my fellowship. The work was also supported by the US National Institutes of Health through grants to Klaus Rajewsky.

References

[1] Bellon M, Lepelletier Y, Hermine O et al. Deregulation of microRNA involved in hematopoiesis and the immune response in HTLV-I adult T-cell leukemia. Blood 2009; 113 (20): 4914–4917

[2] Birks DK, Barton VN, Donson AM et al. Survey of microRNA expression in pediatric brain tumors. Pediatric Blood Cancer 2011; 56 (2): 211–216

[3] Costinean S, Zanesi N, Pekarsky Y et al. Pre-B cell proliferation and lymphoblasticleukemia-high-grade lymphoma in Eu-miR155transgenic mice. PNAS 2006; 103 (18): 7024–7029

[4] Farazi ThA, Spitzer JI, Morozov P et al. MicroRNAs in human cancer. Journal of Pathology 2011; 223 (2): 102–115

[5] O'Connell RM, Chaudhuri AA, Rao DS et al. Inositol phosphatase SHIP1 is a primary target of miR-155. PNAS 2009; 106 (17): 7113–7118

[6] Scheller H, Tobollik S, Kutzera A et al. c-Myc overexpression promotes a germinal center-like program in Burkitt's lymphoma. Oncogene 2010; 29: 888–897

[7] Thai T-H, Calado DP, Casola S et al. Regulation of the germinal center response by miR-155. Science 2007; 316 (604): 604–608

Regulation der hepatischen Biosynthese von Selenoprotein P durch die extrazelluläre Glukosekonzentration und durch Metformin

Bodo Speckmann (Promotionsstipendium der Jung-Stiftung für Wissenschaft und Forschung)

Im vorliegenden Bericht sind die theoretischen Hintergründe und die Ergebnisse des geförderten Projekts zusammengefasst. Eine umfassendere Darstellung der Arbeiten findet sich in der Dissertation „Regulation der hepatischen Biosynthese von Selenoprotein P", die in der Mathematisch-Naturwissenschaftlichen Fakultät der Universität Düsseldorf veröffentlicht wurde (http://docserv.uni-duesseldorf.de/), und in einer aktuellen Publikation des Stipendiaten [12].

Glukoseabhängige Biosynthese von Selenoprotein P

Epidemiologische Studien und Tiermodelle zeigen eine Korrelation der Serumselenkonzentration mit dem Blutglukosespiegel sowie der Prävalenz des Typ-2-Diabetes [7, 13]. Dies deutet auf einen Zusammenhang des Selenstoffwechsels mit dem Kohlenhydratstoffwechsel hin, der Konsequenzen für Stoffwechselkomplikationen wie den Typ-2-Diabetes hat. Die Grundlagen dieser Wechselwirkung sind unbekannt, jedoch hinsichtlich der weit verbreiteten Supplementation der Nahrung mit Selenverbindungen von aktueller Relevanz und wurden deshalb im geförderten Projekt untersucht.

Die Mehrheit des im Blutplasma zirkulierenden Selens ist in Form des Selenoproteins P (SeP) enthalten [10]. SeP wird als aussagefähigster Biomarker für den Selenstatus des Menschen angesehen. Es wird hauptsächlich von der Leber sezerniert und von extrahepatischen Organen und Geweben aufgenommen und für die Biosynthese intrazellulärer Selenoproteine verwendet. Hinsichtlich der Korrelation des Selen- und des Glukosespiegels im Blut sollten ein Modell der glukoseabhängigen und der hormonellen Regulation der SeP-Expression in der Leber erstellt und zusätzlich die potenzielle Einflussnahme eines die Glukoneogenese in der Leber inhibierenden Antidiabetikums (Metformin) auf diese Regulation überprüft werden.

Für die Untersuchung der hepatischen SeP-Regulation wurden die humane Hepatomzelllinie HepG2 und aus Ratten isolierte Hepatozyten verwendet. Die Hepatozyten wurden in serumfreiem Medium mit 11 mM oder 25 mM Glukose kultiviert, was annäherungsweise den Glukosekonzentrationen entspricht, die in normoglykämischen bzw. diabetischen Ratten gemessen werden. Die Kultivierung der Hepatozyten in Medium mit 25 mM Glukose führte zu einem deutlichen Anstieg der mRNA-Expression und der Sekretion von SeP gegenüber der Kultivierung in Medium mit 11 mM Glukose.

Unter hyperglykämischer Kultivierung der Hepatozyten wurde ebenfalls ein Anstieg der mRNA-Expression der Glukose-6-Phosphatase (G6Pase), einem Schlüsselenzym der Glukoneogenese, gemessen. Die Expression der G6Pase diente als Positivkontrolle des Effekts einer erhöhten Glukosekonzentration, da eine durch Glukose induzierte Expression der G6Pase in Ratten *in vivo* und in primären Rattenhepatozyten *in vitro* beschrieben wurde [2, 8].

Die erhöhte Glukosekonzentration bewirkte auch einen signifikanten Anstieg der mRNA-Expression des Koaktivatorproteins PGC-1α in den Hepatozyten. PGC-1α wurde von uns in einer früheren Arbeit als ein entscheidender Regulator der hepatischen SeP-Expression identifiziert, indem er die beiden an den Promotor von SeP bindenden Transkriptionsfaktoren HNF-4α und FoxO1a koaktiviert [11], sodass die durch Glukose induzierte SeP-Expression zum Teil auf die Induktion von PGC-1α zurückgeführt werden kann.

Erhöhte Glukosekonzentrationen führen unter anderem zu einem Anstieg des Metaboliten UDP-GlcNAc (Uridindiphosphat-N-Acetylglucosamin), der in der Hexosaminbiosynthese gebildet wird, einem Nebenweg der Glykolyse. UDP-GlcNAc dient dem Enzym O-GlcNAc-Transferase als Donor für die Übertragung von GlcNAc auf Serin- und Threoninreste von zytosolischen und nukleären Proteinen, wodurch deren Funktion moduliert werden kann [6]. Infolge einer unter erhöhter Glukosekonzentration erfolgenden GlcN-Acylierung des Koaktivators TORC2 wird u. a. die Expression von PGC-1α induziert [3]. Die Beteiligung des Hexosaminstoffwechselwegs an der durch Glukose verstärkten hepatischen SeP-Expression wurde durch PUGNAc, einen Inhibitor der O-GlcNAcase und durch 2-D-Glucosamin, einen Vorläufer von UDP-GlcNAc, bestätigt, da beide Stoffe eine verstärkte Sekretion von SeP in humanen Hepatomzellen unter hyper- und normoglykämischer Kultivierung bewirkten.

Hormonelle Regulation von SeP

Zusätzlich zur Glukoseabhängigkeit der Biosynthese von SeP wurde auch dessen hormonelle Regulation durch gegenregulatorische Hormone des Kohlenhydratstoffwechsels untersucht. Hierbei zeigte sich wiederum, dass die Regulation von SeP in Hepatozyten mit derjenigen gluko-neogenetischer Gene korreliert. Die Stimulation primärer Rattenhepatozyten mit dem synthetischen Glukokortikoid Dexamethason führte zu einem deutlichen Anstieg der Expression und Sekretion von SeP ebenso wie der mRNA-Expression der G6Pase; die Effekte der Dexamethasonstimulation auf beide Gene wurden durch Koinkubation mit Forskolin weiter gesteigert. Forskolin ist ein Aktivator des Enzyms Adenylatzyklase und führt somit wie Glukagon und Adrenalin zu einem Anstieg des intrazellulären cAMP-Spiegels. Die basale wie auch die glukokortikoidstimulierte Expression von SeP und G6Pase wurden dagegen durch das antagonistische Hormon Insulin reprimiert.

Beeinflussung der Expression von SeP durch Metformin

Die Leber ist ein wichtiges Zielorgan des oralen Antidiabetikums Metformin. Die antihyperglykämische Wirkung von Metformin resultiert neben der Verbesserung der peripheren Insulinsensitivität zu einem großen Teil aus der Hemmung der hepatischen Expression von Schlüsselenzymen der Glukoneogenese, einschließlich der G6Pase [1, 4]. Da die hepatische Expression von Selenoprotein P in ähnlicher Weise wie die G6Pase reguliert wird, wurde im Folgenden untersucht, ob Metformin auch die Expression von SeP beeinflusst.

Nicht toxische Dosen von Metformin verursachten in primären Hepatozyten eine dosisabhängige Reprimierung der Expression und Sekretion von SeP. Kontrollexperimente bestätigten die in anderen Studien gezeigte Inhibierung der G6Pase-Expression durch Metformin. Sowohl die basale wie auch die durch Dexamethason stimulierte Sekretion von SeP wurden durch Metformin im Vergleich zu Insulin deutlich stärker vermindert, obwohl die SeP-mRNA-Expression durch beide Substanzen in ähnlichem Ausmaß verringert wurde.

Als Ursache für diesen Unterschied konnte ein posttranskriptioneller Effekt von Metformin identifiziert werden. So inhibiert Metformin, nicht dagegen Insulin, die mRNA-Expression zweier Enzyme, die essenziell für den Einbau von Selenocystein in Selenoproteine sind: Selenophosphatsynthetase-2 (SPS-2) und Selenocysteinsynthase (SecS). SPS-2 ist selbst ein Selenoprotein und als alleiniges Enzym dazu in der Lage, das für die Synthese der Selenocystein-tRNA essenzielle Selenophosphat zu generieren [14]. Die Expression von SPS-2 war bei hyperglykämischer Kultivierung der Hepatozyten und bei Behandlung mit Dexamethason leicht stimuliert und wurde unter normo- und hyperglykämischer Kultivierung durch Metformin signifikant gehemmt, wodurch eine verringerte Translation und Sekretion von SeP erklärt werden konnten. Bei hyperglykämischer Kultivierung primärer Hepatozyten führte Metforminbehandlung auch zur Inhibierung der Selenocystein-Synthase (SecS), eines weiteren Enzyms des Selenstoffwechsels.

Die Mechanismen der durch Metformin reprimierten Expression von SeP wurden untersucht. Während die Hemmung der hepatischen Glukoneogenese durch Metformin durch eine Aktivierung der AMP-aktivierten Proteinkinase (AMPK) vermittelt wird [15], wurden in Hepatozyten und anderen Zelltypen auch AMPK-unabhängige Effekte [5, 9] von Metformin beschrieben. Durch die Verwendung des AMPK-Inhibitors Compound C zeigte sich, dass diese Kinase eine Reprimierung der SeP-Expression bewirkt und dass der inhibierende Effekt von Metformin auf die SeP-Expression nur teilweise auf diese Kinase zurückgeführt werden kann. Durch Verwendung anderer Kinaseinhibitoren in Kombination mit Metformin wurde eine Beteiligung des

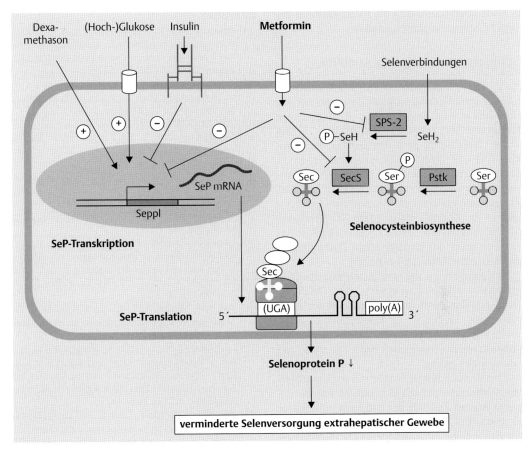

Abb. 1 Beeinflussung der hepatischen Biosynthese von SeP durch Metformin sowie Glukose und hormonelle Stimuli. Metformin vermindert die basale wie auch die durch Dexamethason oder erhöhte Glukosekonzentrationen stimulierte Transkription und Biosynthese von SeP. Zusätzlich vermindert Metformin die mRNA-Expression von Genen mit essenzieller Funktion in der Selenocysteinbiosynthese (SPS-2 und SecS).

p38- und des PKC-Signalwegs bei der metformininduzierten Hemmung der SeP-mRNA-Expression in Hepatozyten beobachtet.

Modell der Regulation der SeP-Biosynthese

Die Ergebnisse des geförderten Projekts resultierten auf Grundlage des von uns zuvor beschriebenen Modells der transkriptionellen Regulation von SeP [9] in einem Modell der Regulation der SeP-Biosynthese in der Leber, das mit der Regulation glukoneogenetischer Gene korreliert (Abb. 1).

Das Modell beschreibt eine Modulation der SeP-Biosynthese durch hormonelle Stimuli (e. g. Glukokortikoide, Insulin) sowie durch die extra-

zelluläre Glukosekonzentration. Die Regulation des Selentransporters SeP durch Hormone des Kohlenhydratstoffwechsels und durch Glukose selbst kennzeichnet somit einen physiologischen Zusammenhang des Kohlenhydratstoffwechsels und der Selenhomöostase. Auf Grundlage dieses *In-vitro*-Modells kann die in klinischen Studien beobachtete Korrelation des Serumselengehalts und der Plasmaglukosekonzentration erklärt werden.

Weiterhin wurde erstmals gezeigt, dass das Antidiabetikum Metformin die Expression der Selenoproteine SeP und SPS-2 vermindert. Demzufolge wird ein erweitertes Spektrum der metabolischen Wirkungen von Metformin durch Beeinflussung der Selenhomöostase postuliert, was eine Verringerung erhöhter Selenspiegel zur Folge hätte, die gegenwärtig als Risikofaktoren des Typ-2-Diabetes diskutiert werden.

Schlussbemerkung und Ausblick

Im 2. Teil des geförderten Projekts wurden die Effekte proinflammatorischer Zytokine auf die Biosynthese von Selenoprotein P in humanen Hepatomzellen (HepG2) untersucht. Hierbei zeigte sich, dass die proinflammatorischen Zytokine TNFα, IFNγ und IL-1β, einzeln und in Kombination, keinen Einfluss auf die mRNA-Expression und Sekretion von SeP hatten. Ein zentrales Zielgen und ein zentraler Mediator dieser Zytokine ist das Enzym „induzierbare NO-Synthase" (iNOS), das wir als einen Regulator der SeP-Expression unter inflammatorischen Bedingungen, wie z. B. einer Sepsis, postulierten.

In Kontrollversuchen wiesen wir eine deutlich verstärkte mRNA-Expression der iNOS in HepG2-Zellen durch die Kombination der 3 Zytokine im Vergleich zu Kontrollbedingungen nach. Die Absolutwerte der iNOS-mRNA-Expression waren jedoch auch nach Zytokinstimulation relativ gering.

Eine deutlich höhere basale wie auch induzierbare Expression der iNOS beobachteten wir dagegen in einer Zelllinie des humanen intestinalen Epithels (CaCo-2). In dieser Zelllinie bewirkte die Behandlung mit Zytokinen – iNOS-abhängig – eine signifikante Inhibierung der SeP-mRNA-Expression und -sekretion, die wir dort erstmalig nachwiesen.

Weiterhin zeigten wir, dass die SeP-Biosynthese maßgeblich durch den Differenzierungsgrad der Epithelzellen beeinflusst wird. Eine chronisch erhöhte intestinale Aktivität der iNOS und Dedifferenzierung des Darmepithels sind Marker chronisch entzündlicher Erkrankungen des Darms wie Morbus Crohn und Colitis ulcerosa. In diesem Zusammenhang beobachteten wir in Übereinstimmung mit unseren an der CaCo-2-Zelllinie gewonnen *In-vitro*-Ergebnissen eine signifikant niedrigere Expression von SeP in von Morbus Crohn und Colitis ulcerosa betroffenem Darmepithel von Patienten im Vergleich zu gesundem Darmepithel.

Diese Ergebnisse zur Regulation der SeP-Biosynthese im Darmepithel werden wir Anfang 2010 zur Veröffentlichung einreichen. Selbstverständlich werden wir darin die Unterstützung durch die Jung-Stiftung erwähnen.

Literatur

[1] Argaud D, Roth H, Wiernsperger N et al. Metformin decreases gluconeogenesis by enhancing the pyruvate kinase flux in isolated rat hepatocytes. Eur J Biochem 1993; 213 (3): 1341–1318

[2] Argaud D, Kirby TL, Newgard CB et al. Stimulation of glucose-6-phosphate gene expression by glucose and fructose-2,6-bisphosphate. J Biol Chem 1997; 272 (19): 12854–12861

[3] Dentin R, Hedrick S, Xie J et al. Hepatic glucose sensing via the CREB coactivator CRTC2. Science 2008; 319 (5868): 1402–1405

[4] Fulgencio JP, Kohl C, Girard J et al. Effect of metformin on fatty acid and glucose metabolism in freshly isolated hepatocytes and on specific gene expression in cultured hepatocytes. Biochem Pharmacol 2001; 62 (4): 439–446

[5] Gunton JE, Delhanty PJ, Takahashi S et al. Metformin rapidly increases insulin receptor activation in human liver and signals preferentially through insulin-receptor substrate-2. J Clin Endocrinol Metab 2003; 88 (3): 1323–1332

[6] Hart GW, Housley MP, Slawson C. Cycling of O-linked beta-N-acetylglucosamine on nucleocytoplasmic proteins. Nature 2007; 446 (7139): 1017–1022

[7] Laclaustra M, Navas-Acien A, Stranges S et al. Serum selenium concentrations and diabetes in U.S. adults: National Health and Nutrition Examination Survey (NHANES) 2003–2004. Environ Health Perspect 2009; 117 (9): 1409–1413

[8] Massillon D, Barzilai N, Chen W et al. Glucose regulates in vivo glucose-6-phosphatase gene expression in the liver of diabetic rats. J Biol Chem 1996; 271 (17), 9871–9874

[9] Saeedi R, Parsons HL, Wambolt RB et al. Metabolic actions of metformin in the heart can occur by AMPK-independent mechanisms. Am J Physiol Heart Circ Physiol 2008; 294 (6): H2497–2506

[10] Saito Y, Takahashi K. Characterization of selenoprotein P as a selenium supply protein. Eur J Biochem 2002; 269 (22): 5746–5751

[11] Speckmann B, Walter PL, Alili L et al. Selenoprotein P expression is controlled through interaction of the coactivator PGC-1alpha with FoxO1a and hepatocyte nuclear factor 4alpha transcription factors. Hepatology 2008; 48 (6), 1998–2006

[12] Speckmann B, Sies H, Steinbrenner H. Attenuation of hepatic expression and secretion of selenoprotein P by metformin. Biochem Biophys Res Commun 2009; 387 (1): 158–163

[13] Stranges S, Marshall JR, Natarajan R et al. Effects of long-term selenium supplementation on the incidence of type 2 diabetes: a randomized trial. Ann Intern Med 2007; 147 (4): 217–223

[14] Xu XM, Carlson BA, Mix H et al. Biosynthesis of selenocysteine on its tRNA in eukaryotes. PLoS Biol 2007; 5 (1): 96–105

[15] Zhou G, Myers R, Li Y et al. Role of AMP-activated protein kinase in mechanism of metformin action. J Clin Invest 2001; 108 (8): 1167–1174

Sevofluran während der Reanimation verbessert die frühe myokardiale Dysfunktion nach Reanimation bei der Ratte

Nicolai Russ (Projektförderung durch die Jung-Stiftung für Wissenschaft und Forschung)

Eine der klassischen Einsatzindikationen für den Notarzt ist der prähospitale Herz-Kreislauf-Stillstand (HKS). Er tritt in Europa etwa 400 000-mal pro Jahr auf (www.erc.edu). „Return of spontaneous circulation" (ROSC) lässt sich in 35–55% der Patienten erzielen, während sich die Krankenhaus-Entlassraten in einer Größenordnung von ungefähr 5–12% bewegen [3,11]. Gründe für die erheblichen Unterschiede zwischen ROSC und Entlassung sind vor allem die durch die Ischämie ausgelöste Schädigung des Herzens und des Gehirns [15]. Bezogen auf das Herz bezeichnet man dieses für den Tod nach primär erfolgreicher Reanimation verantwortliche Organversagen als „Postresuscitation myocardial Dysfunction" [5,10].

Anästhetikainduzierte Prä- bzw. Postkonditionierung

Vielfältige pharmakologische Ansätze wurden auf ihren Einfluss auf die frühe myokardiale Dysfunktion nach Reanimation hin untersucht [2,12,24,25]. Von regionalen Ischämiemodellen ist bekannt, dass volatile Anästhetika in der Lage sind, sowohl die Größe des infarzierten Bereiches als auch die funktionelle Schädigung nach regionaler Ischämie (Herzinfarkt) zu reduzieren. Eine Erhöhung der Kontraktilität konnte nachgewiesen werden, wenn das volatile Anästhetikum vor der Ischämie oder aber auch erst in der Reperfusionsphase verabreicht wurde. Daher wird dieses Prinzip anästhetikainduzierte Prä- bzw. Postkonditionierung (APC) genannt. Dieses Phänomen wurde im Prinzip für alle volatilen Anästhetika nachgewiesen.

In den vergangenen Jahren konnten einige molekularbiologische Mechanismen identifiziert werden, die die APC erklären. Einer dieser Mechanismen ist die Aktivierung des ATP-regulierten K^+-Kanals [6,4,7,19,28]. Der Einfluss der volatilen Anästhetika auf die Herzfunktion nach globaler Ischämie wurde in wenigen Untersu-

chungen überprüft, die jedoch vor allem an isolierten Herzen durchgeführt wurden. Darüber hinaus waren die Herzen mit kardiopleger Lösung behandelt gewesen, sodass die Ergebnisse dieser Untersuchungen aus den genannten Gründen nicht auf die prähospitale Reanimationssituation übertragbar sind [8,23]. Tang [26] konnte 2000 an einem In-vivo-Rattenmodell den Einfluss des ATP-regulierten K^+-Kanals auf die frühe myokardiale Dysfunktion nach Reanimation zeigen. Die Blockade des Kanals mit Glibenclamid 45 min vor Induktion des Kammerflimmerns zeigte eine gleich niedrige Pumpfunktion wie bei den Kontrolltieren, im Verhältnis zu Tieren, die einen K^+-Kanalöffner (Chromakalin) verabreicht bekommen hatten und bessere Pumpfunktionen aufwiesen [26]. Die Ergebnisse aus den Studien legen die Vermutung nahe, dass volatile Anästhetika einen positiven Effekt auf die frühe myokardiale Dysfunktion nach Reanimation haben könnten.

Da In-vivo-Untersuchungen zum Einfluss von volatilen Anästhetika auf die frühe myokardiale Funktion nach HKS fehlen, wurde diese Fragestellung hier in einem etablierten Tiermodell an der Ratte bearbeitet [1,20,21,22,27].

Einsatz von Sevofluran nach HKS

Tierpräparation, Herz-Kreislauf-Stillstand und Reanimation

Nach Genehmigung durch die Tierversuchsbehörde wurden 29 Wistar-Han-Ratten (320–400 Gramm) in 2 Gruppen randomisiert. Alle Tiere wurden identisch narkotisiert und präpariert. Nach elektrisch induziertem HKS und einer Stillstandsdauer von 6 min erfolgte die kardiopulmonale Reanimation. Die Tiere der Sevofluran-Gruppe (Sevo) erhielten einmalig Sevofluran (2,5 Vol% et) über einen Zeitraum von 5 min ab Beginn der Reanimation. Tiere der Kontrollgruppe (Kontrolle) erhielten kein Sevofluran. Die

Narkoseinduktion erfolgte mit 65 mg/kg Pentobarbital i. p. Danach wurden die Tiere endotracheal intubiert (14 G, Cavafix, B. Braun, Melsungen) und mit O_2/N_2O (30%/70%) mit einer Atemfrequenz von 60 Beatmungen pro Minute kontrolliert beatmet (KTR 4, Hugo Sachs Elektronik, March, Deutschland).

Im Anschluss wurden jeweils die linke A. femoralis und V. femoralis mit einem Polyethylen-2F-Katheter (SIMS Portex, UK) kanüliert. Mithilfe des arteriellen Katheters wurden der arterielle Blutdruck kontinuierlich aufgezeichnet (TBD-122, FMI GmbH, Seeheim) und Blutgasanalysen durchgeführt (Rapidlab 348; Bayer Healthcare, Fernwald). Der venöse Katheter diente zur Applikation von Medikamenten. Die Körpertemperatur wurde mittels Tympanaltemperatursonde gemessen und über eine heizbare Unterlage konstant normotherm gehalten. Nach Erreichen von physiologischen Blutgasbedingungen wurde eine Drahtsonde in den Ösophagus platziert und für 3 min ein 12 V/50-Hz-Strom appliziert, um Kammerflimmern zu induzieren.

Nach insgesamt 6 min HKS wurde mit der Reanimation begonnen. Nach 2 min Thoraxkompression mit einer Frequenz von 200 Kompressionen pro min, Applikation von 20 µg/kg Adrenalin und Beatmung mit 100% Sauerstoff wurde in 30-sekündigen Abständen mit 5 Joule monophasisch defibrilliert (DEFIPORT SCP912, Hellige GmbH, Freiburg). ROSC wurde definiert als spontaner Kreislauf bei systolisch arteriellen Blutdrucken > 60 mmHg für mehr als 10 min (entsprechend den Utstein-Kriterien für experimentelle Reanimation [13]. Bei nicht erfolgreicher Reanimation nach 5 min oder bei mehr als 5 Defibrillationen wurden die Tiere für tot erklärt (Abb. 1).

Hämodynamisches Monitoring

Zur Evaluation kardialer Funktionsparameter wurden über die rechte A. carotis ein 2F-Pressure-Volume-Conductance-Katheter in den linken Ventrikel platziert und die Herzfunktionen so kontinuierlich aufgezeichnet (Chart 5.5.3, AD Instruments, Colorado Springs; SPR 838 und PVAN 3.6, Millar Instruments, Houston, Texas). Der Katheter blieb während der gesamten Versuchsdauer in situ im linken Ventrikel liegen. Folgende Parameter wurden unmittelbar sowie 3 h nach Kammerflimmern ausgewertet:
– enddiastolisches Volumen (EDV),
– enddiastolischer Druck,
– Ejektionsfraktion (EF),
– vorlastadaptierte Maximalkraft (Preload adjusted maximal Power),
– mittlerer arterieller Blutdruck.

Statistik

Die Werte der genannten Parameter vor HKS und 3 h nach ROSC wurden mit einer One-Way-ANOVA berechnet. Die restlichen Werte (Gewicht, Anzahl Defibrillationen etc.) wurden mit dem t-Test analysiert. Alle Werte sind als Mittelwert ± Standardfehler (SEM; Standard Error of the Mean) angegeben. Eine Irrtumswahrscheinlichkeit von $p < 0,05$ wurde als signifikant festgelegt.

Ergebnisse

In der Sevofluran-Gruppe wurden 14 Tiere reanimiert, von denen 12 überlebten und in der Kontrollgruppe wurden 15 Tiere reanimiert, von denen 12 überlebten (n. s.). Es fanden sich keine Unterschiede in den reanimationsassoziierten

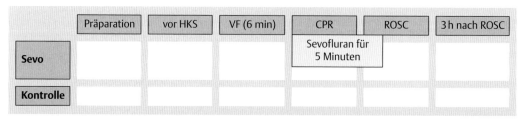

Abb. 1 Untersuchungsablauf. HKS: Herz-Kreislauf-Stillstand; VF: Kammerflimmern; CPR: kardiopulmonale Reanimation; ROSC: Return of spontaneous Circulation; Sevo: Sevofluran mit Beginn der Reanimation; Kontrolle: Kontrollgruppe.

Tab. 1 Reanimationsassoziierte Parameter.

	CPR Dauer [min]	Adrenalin [µg]	NaHCO$_3$ [mmol]	Anzahl Defibrillationen
Sevo	3:13 ± 0:08	8,1 ± 0,3	1,4 ± 0,06	2,8 ± 0,2
Kontrolle	3:00 ± 0:12	7,6 ± 0,2	1,4 ± 0,04	2,4 ± 0,3

Sevo: Sevofluran mit Beginn Reanimation; Kontrolle: Kontrollgruppe; CPR: kardiopulmonale Reanimation; alle Werte p = n. s.

Tab. 2 Ergebnisse der Reanimationsversuche an Ratten.

Parameter	Zeitpunkt	Sevo	Kontrolle	p zwischen den Gruppen
enddiastolisches Volumen [µl]	vor HKS	259 ± 11	220 ± 12	0,024
	3 h nach ROSC	281 ± 25	410 ± 19	< 0,001
	p innerhalb der Gruppe	p = 0,424	p < 0,001	
enddiastolischer Druck [mmHg]	vor HKS	7,8 ± 0,9	8,2 ± 0,9	0,741
	3 h nach ROSC	9,5 ± 1,0	9,8 ± 1,5	0,881
	p innerhalb der Gruppe	p = 0,196	p = 0,379	
Ejektionsfraktion [%]	vor HKS	55 ± 2	53 ± 1	0,370
	3 h nach ROSC	36 ± 3	23 ± 2	0,004
	p innerhalb der Gruppe	p < 0,001	p < 0,001	
vorlastadaptierte Maximalkraft [mWatt/µl^2]	vor HKS	16,7 ± 2,1	14,5 ± 1,7	0,413
	3 h nach ROSC	10,4 ± 1,7	4,7 ± 0,5	0,005
	p innerhalb der Gruppe	p = 0,028	p < 0,001	
mittlerer arterieller Druck [mmHg]	vor HKS	110 ± 6	93 ± 8	0,096
	3 h nach ROSC	98 ± 6	100 ± 4	0,778
	p innerhalb der Gruppe	p = 0,167	p = 0,437	

HKS: Herz-Kreislauf-Stillstand, ROSC: Return of spontaneous Circulation

Parametern wie Reanimationsdauer, benötigte Menge von Adrenalin und Natriumhydrogencarbonat sowie Anzahl der Defibrillationen (Tab. 1).

Enddiastolisches Volumen. Das enddiastolische Volumen (EDV) war bei Tieren der mit Sevofluran behandelten Gruppe vor HKS und 3 h nach ROSC nicht unterschiedlich (259 ± 11 µl vs. 281 ± 25 µl; p = n. s.), während sich das EDV der Kontrollgruppe signifikant erhöht zeigte (220 ± 12 µl vs. 410 ± 19 µl; p < 0,001; Abb. 2).

Enddiastolischer Druck. Bezogen auf den enddiastolischen Druck fand sich in beiden Gruppen ein Trend hin zu höheren Werten nach 3 h, jedoch ohne statistische Signifikanz (Abb. 3).

Kontraktilität. Als Parameter für die Kontraktilität zeigt sich bei gleichen Ejektionsfraktionen (EF) vor HKS bei beiden Gruppen (Sevo: 55 ± 2%; Kontrolle: 53 ± 1%, p = n. s.) eine deutliche Abnahme der EF 3 h nach ROSC, wobei die Abnahme der EF in der Sevofluran-Gruppe nicht so ausgeprägt erscheint wie die in der Kontrollgruppe (Sevo: 36 ± 3%, Kontrolle: 23 ± 2%, p < 0,001 für den Vergleich innerhalb beider Gruppen und p = 0,004 für die Ergebnisse zwischen den Gruppen, Abb. 4).

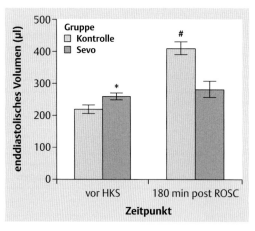

Abb. 2   Enddiastolisches Volumen. * = p < 0,05 zwischen den Gruppen; # = p < 0,001 zwischen den Zeitpunkten.

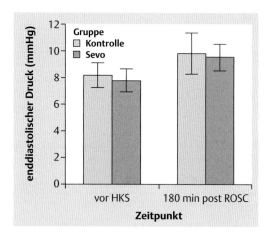

Abb. 3   Enddiastolischer Druck. p = n. s.

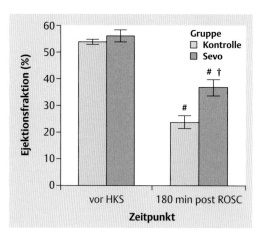

Abb. 4   Kontraktilität (Ejektionsfraktion). # = p < 0,001 zwischen den Zeitpunkten; † = p < 0,01 zwischen den Gruppen.

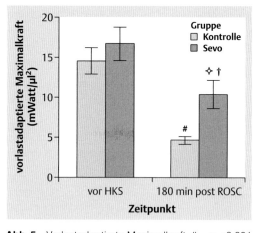

Abb. 5   Vorlastadaptierte Maximalkraft. # = p < 0,001 zwischen den Zeitpunkten; ◇ = p < 0,05 zwischen den Zeitpunkten; † = p < 0,01 zwischen den Gruppen.

Vorlastadaptierte Maximalkraft. Auch bei der vorlastadaptierten Maximalkraft zeigt sich eine Reduktion (Sevo: $16,7 \pm 2,1$ mWatt/μl^2 vs. $10,4 \pm 1,7$ mWatt/μl^2, p = 0,028; Kontrolle: $14,5 \pm 1,7$ mWatt/μl^2 vs. $4,7 \pm 0,5$ mWatt/μl^2, p < 0,001). Auch hier ist die Abnahme in der Sevofluran-Gruppe nicht so ausgeprägt wie in der Kontrollgruppe (Abb. 5). Der mittlere arterielle Blutdruck ändert sich im Vergleich vor HKS vs. 3 h nach ROSC nicht.

Die Daten zeigen in der Summe 2 zentrale Ergebnisse:

1. Die frühe myokardiale Dysfunktion nach Reanimation lässt sich für beide Gruppen in diesem Modell nachweisen, und
2. Sevofluran übt einen positiven Effekt auf die frühe myokardiale Dysfunktion nach Reanimation innerhalb der ersten 3 h aus.

Diskussion

Die Ergebnisse der vorliegenden Untersuchung zeigen erstmals den positiven Einfluss von Sevofluran auf die frühe myokardiale Dysfunktion nach Reanimation in den ersten 3 Stunden. Drei der hier untersuchten Parameter (enddiastolisches Volumen, Ejektionsfraktion und vorlastadaptierte Maximalkraft) zeigten signifikant bessere Werte 3 Stunden nach ROSC zugunsten der Sevofluran-Gruppe im Verhältnis zu der Kontrollgruppe.

Enddiastolischer Druck

Bessere Werte als Kontrollgruppe. Obwohl der enddiastolische Druck in früheren experimentellen Untersuchungen ein häufig untersuchter Druck mit zum Teil auch signifikanten Veränderungen war (Huang [12]: vor HKS 1,6 mmHg vs. 8–11 mmHg 3 h nach ROSC; p < 0,05), zeigen sich in dieser Studie keine signifikanten Unterschiede. Trotz des höheren EDV vor HKS zeigt die Sevofluran-Gruppe ein nach 3 h gleich hohes EDV, während sich das EDV in der Kontrollgruppe als Ausdruck eines insuffizienten Ventrikels innerhalb der 3 h um den Faktor 1,85 erhöht hat.

Ejektionsfraktion

Deutliche Wirkung des Sevoflurans. Auch in der Ejektionsfraktion zeigt sich die Wirkung des Sevoflurans deutlich. Die Kontraktilität nahm in beiden Gruppen als Zeichen einer Herzinsuffizienz im Vergleich der Werte vor HKS und nach 3 h deutlich ab. Die Abnahme ist allerdings in der Sevofluran-Gruppe weniger ausgeprägt als in der Kontrollgruppe.

Vorlastadaptierte Maximalkraft

Erhebliche Unterschiede zur Kontrolle. Ein weiterer Parameter für die Kontraktilität stellt die vorlastadaptierte Maximalkraft dar. Dieser Parameter setzt die maximale Kraft, errechnet aus der Volumenänderung pro Zeitänderung multipliziert mit dem Druck (Kraft[Watt] = (V/(t × Druck), ins Verhältnis zum Quadrat des EDV (vorlastadaptierte Maximalkraft = Watt/μl^2). Kass [14] zeigte, dass die vorlastadaptierte Maximalkraft, im Gegensatz zur einfachen und unkorrigierten Kraft, ein Parameter ist, der gerade bei unterschiedlichen Vorlastbedingungen die Kontraktilität zwischen verschiedenen Herzen vergleichbar macht.

Aus diesem Grund ist die vorlastadaptierte Maximalkraft gerade in der Situation der frühen myokardialen Dysfunktion nach Reanimation als Kontraktilitätsparameter geeignet, weil sich die Vorlast innerhalb der hier beobachteten 3 h zwischen beiden Gruppen erheblich unterscheidet.

Die Daten zeigen in der Summe 2 zentrale Ergebnisse:
1. die Postreanimations-Myokard-Dysfunktion lässt sich für beide Gruppen in diesem Modell nachweisen, und
2. Sevofluran übt einen positiven Effekt auf die frühe Postreanimations-Myokard-Dysfunktion innerhalb der ersten 3 Stunden aus.

Erfolgreiche Methodik

Pressure-Volume-Conductance-Katheter. Viele der hier untersuchten Parameter wurden durch die im Rattenmodell sonst bislang noch nicht beschriebene Anwendung des Pressure-Volume-Conductance-Katheters zur Untersuchung der frühen myokardialen Dysfunktion nach Reanimation möglich. Gazmuri [10] hat diese Art von Katheter 1996 im Großtiermodell beschrieben und ebenfalls mehrere kardiale Volumina analysieren können, während mit einem Hohlkatheter lediglich verschiedene kardiale Drücke wie enddiastolischer Druck, endsystolischer Druck etc. bestimmt werden können. In dem hier vorliegenden Modell konnte der Pressure-Volume-Conductance-Katheter erfolgreich bei der Ratte angewendet werden. Durch die Reanimation wurde die Lage des Katheters in keinem Tier so verändert, dass es nicht in der Studie eingeschlossen bleiben konnte.

Echokardiografie. Eine weitere Untersuchungsmethode zur Beurteilung der frühen myokardialen Dysfunktion nach Reanimation war die Echokardiografie, die zwar Distanzen messen kann, aber durch die Tatsache limitiert ist, dass mit dieser Methode keine direkten Drücke gemessen werden können [16]. Die Untersuchungen zur frühen myokardialen Dysfunktion nach Reanimation wurden durch die Anwendung des Pressure-Volume-Conductance-Katheters auf eine wissenschaftliche Basis gestellt, die eine umfangreiche und differenzierte Datenanalyse durch die Anwendung nur eines Katheters ermöglicht.

Kriterien für die Applikation von Sevofluran

Bei der Untersuchung von Sevofluran auf die frühe myokardiale Dysfunktion nach Reanimation stellt sich die Frage, nach welchen Kriterien der Zeitpunkt des Beginns der Applikation, die Dauer der Applikation und die Konzentration gewählt werden sollten. Da es keine publizierten Daten zu diesem Setting in einem *In-vivo*-Tiermodell gibt, wurden die Entscheidungen für die jeweiligen Faktoren entweder aufgrund der vorliegenden Daten aus den regionalen *In-vivo*-Ischämiemodellen oder eine praxisorientierte Variante aus der „reellen Notfallmedizin" gewählt.

Applikation zum frühestmöglichen Zeitpunkt. Für den Beginn der Applikation wurde der an realen Einsatzsituationen orientierte frühestmögliche Zeitpunkt gewählt. Dieser Zeitpunkt ist der Beginn der Reanimation.

Dauer der Applikation. Da völlig unklar ist, nach welcher Pharmakokinetik während der Reanimation verabreichtes Sevofluran aus den Alveolen tatsächlich ins Blut diffundiert, wurden für die Dauer der Applikation 5 min gewählt. Obal [18] berichtet zwar, dass die Applikation von Sevofluran für 2 min im Verhältnis zu 5 und 10 min den maximalen Schutz gegen den Reperfusionsschaden zeigt, jedoch ist die alveolokapilläre Diffusionskapazität bei Reanimation nicht bekannt. Angelehnt an diese Information wurde davon ausgegangen, dass eine 5-minütige Applikation von Sevofluran mit Beginn der Reanimation eine geeignete Zeitdauer sein könnte.

Konzentration. Ebenfalls in einem *In-vivo*-Modell zeigte Obal [17], dass die Konzentration von 1 MAC Sevofluran die niedrigste Konzentration in seinem Modell ist, die einen signifikanten Schutz vor dem Reperfusionsschaden am Herzen zeigt. Aus diesem Grund wurde für dieses Modell die Kombination aus 1 MAC Sevofluran für 5 min ab Beginn der Reanimation gewählt.

Weitere Konstellationen aus Konzentration, Dauer und Zeitpunkt der Applikation müssen in zukünftigen Untersuchungen evaluiert werden. Mit der hier gewählten Kombination zeigt sich sehr deutlich, dass Sevofluran einen positiven Effekt auf die frühe myokardiale Dysfunktion nach Reanimation hat. Möglicherweise zeigen sich die Effekte nach längerer Beobachtungszeit noch ausgeprägter. Die Nachbeobachtungszeit variiert bei anderen Untersuchungen insgesamt um den Faktor 4. Relativ kurze Überwachungszeiten hatte Bahlmann mit 60 min, während McCaul, Singh und Studer 120 min nachbeobachteten und Huang 240 min [2, 12, 16, 24, 25]. Somit untersuchte die vorliegende Studie die frühe myokardiale Dysfunktion nach Reanimation über einen Zeitraum, von dem angenommen werden

konnte, dass sich Einflüsse durch das Sevofluran auf die frühe myokardiale Dysfunktion nach Reanimation zeigen lassen.

Einfluss anderer Medikamente

Verschiedene Medikamente, darunter Dobutamin oder Levosimendan, wurden in tierexperimentellen Untersuchungen in den vergangenen Jahren hinsichtlich ihres Einflusses auf die frühe myokardiale Dysfunktion nach Reanimation untersucht [2, 12, 16, 24, 25]. Dabei wurden in den verschiedenen Modellen unterschiedliche Narkoseregime für die Präparation angewendet. Es wurden Pentobarbital, Thiopental, Ketamin/Xylazin und volatile Anästhetika als Induktionsnarkotikum verwendet.

Bislang sind keine vergleichenden Daten über den Einfluss der Basisnarkose auf den frühen Verlauf der myokardialen Dysfunktion nach Reanimation bekannt. Am häufigsten wurden intraperitoneal injizierte Barbiturate verwendet. Der Vergleich der Werte vor HKS zwischen der hier vorliegenden Untersuchung und anderen Untersuchungen zeigt trotzdem vergleichbare Daten. Nicht vergleichbar sind jedoch die unterschiedlichen Stillstandszeiten. Diese variieren von 4 min [2, 16] bis 10 min [24]. Es wurde hier eine Stillstandsdauer von 6 min gewählt, in der Annahme, dass bei dieser Zeit ein geeignetes Verhältnis zwischen ischämischem Schaden und dennoch erfolgreich zu reanimierenden Tieren vorliegt, was mit einer erfolgreichen Reanimationsrate von ungefähr 70–85% auch gegeben ist.

Zusammenfassung

Die hier vorgestellten Daten zeigen erstmals die positiven Effekte der Anwendung von Sevofluran auf die frühe myokardiale Funktion nach Herz-Kreislauf-Stillstand und Reanimation. Sowohl die gemessene Ejektionsfraktion und die vorlastadaptierte Maximalkraft als auch das enddiastolische Volumen zeigten als Marker für eine Herzinsuffizienz die ausgeprägten positiven Wirkungen von Sevofluran 3 Stunden nach Reanimation auf. Die mit Sevofluran behandelten Tiere hatten eine um 13% höhere Ejektionsfraktion (36% vs. 23%), eine doppelt so hohe vorlastadaptierte Maximalkraft (10 vs. 5 mWatt/μl^2) und wiesen – entgegen den Kontrolltieren – keine kardiale Dilatation auf.

Sevofluran könnte somit in der Zukunft eine entscheidende therapeutische Option in der Behandlung bei Patienten nach Reanimation darstellen.

Danksagung

An dieser Stelle möchte ich mich bei der Jung-Stiftung für Wissenschaft und Forschung ganz herzlich für die Unterstützung bedanken. Dank dieser Förderung wurde die Durchführung dieser Arbeit mitermöglicht. Wir hoffen, in Zukunft zeigen zu können, dass die Anwendung dieser Substanz das Überleben nach einer Reanimation verbessert.

Literatur

[1] Albertsmeier M, Teschendorf P, Popp E et al. Evaluation of a tape removal test to assess neurological deficit after cardiac arrest in rats. Resuscitation 2007; 74 (3): 552–558

[2] Bahlmann L, Pagel H, Klaus S et al. Pentoxifylline improves circulatory and metabolic recovery after cardiopulmonary resuscitation. Resuscitation 2000; 47 (2): 191–194

[3] Bottiger BW, Grabner C, Bauer H et al. Long term outcome after out-of-hospital cardiac arrest with physician staffed emergency medical services: the Utstein style applied to a midsized urban/suburban area. Heart 1999; 82 (6): 674–679

[4] Buchinger H, Grundmann U, Ziegeler S. Myocardial preconditioning with volatile anesthetics. General anesthesia as protective intervention? Anaesthesist 2005; 54 (9): 861–870

[5] Chang WT, Ma MH, Chien KL et al. Postresuscitation myocardial dysfunction: correlated factors and prognostic implications. Intensive Care Med 2007; 33 (1): 88–95

[6] De Hert SG. The concept of anaesthetic-induced cardioprotection: clinical relevance. Best practice & research 2005; 19 (3): 445–459

[7] De Hert SG, Turani F, Mathur S et al. Cardioprotection with volatile anesthetics: mechanisms and clinical implications. Anesthesia and analgesia 2005; 100 (6): 1584–1593

[8] Ebel D, Preckel B, You A et al. Cardioprotection by sevoflurane against reperfusion injury after cardioplegic arrest in the rat is independent of three types of cardioplegia. Br J Anaesth 2002; 88 (6): 828–835

[9] Estner HL, Gunzel C, Ndrepepa G et al. Outcome after out-of-hospital cardiac arrest in a physician-staffed emergency medical system according to the Utstein style. American heart journal 2007; 153 (5): 792–799

[10] Gazmuri RJ, Weil MH, Bisera J et al. Myocardial dysfunction after successful resuscitation from cardiac arrest. Crit Care Med 1996; 24 (6): 992–1000

[11] Herlitz J, Svensson L, Engdahl J et al. Characteristics of cardiac arrest and resuscitation by age group: an analysis from the Swedish Cardiac Arrest Registry. The American journal of emergency medicine 2007; 25 (9): 1025–1031

[12] Huang L, Weil MH, Tang W et al. Comparison between dobutamine and levosimendan for management of postresuscitation myocardial dysfunction. Crit Care Med 2005; 33 (3): 487–491

[13] Idris AH, Becker LB, Ornato JP et al. Utstein-style guidelines for uniform reporting of laboratory CPR research. A statement for healthcare professionals from a task force of the American Heart Association, the American College of Emergency Physicians, the American College of Cardiology, the European Resuscitation Council, the Heart and Stroke Foundation of Canada, the Institute of Critical Care Medicine, the Safar Center for Resuscitation Research, and the Society for Academic Emergency Medicine. Writing Group. Circulation 1996; 94 (9): 2324–2336

[14] Kass DA, Beyar R. Evaluation of contractile state by maximal ventricular power divided by the square of end-diastolic volume. Circulation 1991; 84 (4): 1698–1708

[15] Laver S, Farrow C, Turner D et al. Mode of death after admission to an intensive care unit following cardiac arrest. Intensive Care Med 2004; 30 (11): 2126–2128

[16] McCaul CL, McNamara P, Engelberts D et al. The effect of global hypoxia on myocardial function after successful cardiopulmonary resuscitation in a laboratory model. Resuscitation 2006; 68 (2): 267–275

[17] Obal D, Preckel B, Scharbatke H et al. One MAC of sevoflurane provides protection against reperfusion injury in the rat heart in vivo. Br J Anaesth 2001; 87 (6): 905–911

[18] Obal D, Scharbatke H, Barthel H et al. Cardioprotection against reperfusion injury is maximal with only two minutes of sevoflurane administration in rats. Can J Anaesth 2003; 50 (9): 940–945

[19] Obal D, Dettwiler S, Favoccia C et al. The influence of mitochondrial KATP-channels in the cardioprotection of preconditioning and postconditioning by sevoflurane in the rat in vivo. Anesth Analg 2005; 101 (5): 1252–1260

[20] Popp E, Vogel P, Teschendorf P et al. Vasopressors are essential during cardiopulmonary resuscitation in rats: Is vasopressin superior to adrenaline? Resuscitation 2007; 72 (1): 137–144

[21] Popp E, Vogel P, Teschendorf P et al. Effects of the application of erythropoietin on cerebral recovery after cardiac arrest in rats. Resuscitation 2007; 74 (2): 344–351

[22] Popp E, Schneider A, Vogel P et al. Time course of the hypothermic response to continuously administered neurotensin. Neuropeptides 2007; 41 (5): 349–354

[23] Preckel B, Thamer V, Schlack W. Beneficial effects of sevoflurane and desflurane against myocardial reperfusion injury after cardioplegic arrest. Can J Anaesth 1999; 46 (11): 1076–1081

[24] Singh D, Kolarova JD, Wang S et al. Myocardial protection by erythropoietin during resuscitation from ventricular fibrillation. American journal of therapeutics 2007; 14 (4): 361–368

[25] Studer W, Wu X, Siegemund M et al. Influence of dobutamine on the variables of systemic haemodynamics, metabolism, and intestinal perfusion after cardiopulmonary resuscitation in the rat. Resuscitation 2005; 64 (2): 227–232

[26] Tang W, Weil MH, Sun S et al. K(ATP) channel activation reduces the severity of postresuscitation myocardial dysfunction. American journal of physiology 2000; 279 (4): H1609–1615

[27] Vogel P, Putten H, Popp E et al. Improved resuscitation after cardiac arrest in rats expressing the baculovirus caspase inhibitor protein p35 in central neurons. Anesthesiology 2003; 99 (1): 112–121

[28] Weber NC, Preckel B, Schlack W. The effect of anaesthetics on the myocardium – new insights into myocardial protection. Eur J Anaesthesiol 2005; 22 (9): 647–657

Reisebericht über die Kongressteilnahme der VSS (Vision Sciences Society) 2010 in Naples, Florida vom 7.5.2010–12.5.2010

Constanze Schmidt und Stefan Kallenberger

Seit mittlerweile etwa 10 Jahren beschäftigen wir uns mit Untersuchungen des Sehens. Bereits während unserer Schulzeit entwickelten wir im Rahmen eines Jugend-forscht-Projekts eine Apparatur zur Untersuchung der visuellen Fusion, dem Prozess, durch den die Seheindrücke beider Augen zu einem wahrgenommen Seheindruck verarbeitet werden.

Unser mit dem ersten Preis auf Bundesebene und dem Sonderpreis des Bundespräsidenten prämiertes Projekt durften wir 2005 mit Unterstützung der Jung-Stiftung für Wissenschaft und Forschung auf dem weltweit bedeutsamsten augenärztlichen Kongress, dem *Annual Meeting* der *Association for Research in Vision and Ophthalmology* vorstellen. Dort wurden wir in Gesprächen mit internationalen Experten dazu angeregt, uns mit den neuronalen Grundlagen des Sehens zu beschäftigen.

Wie findet die Bildfusion im menschlichen Gehirn statt? In den vergangenen Jahren gingen wir der Frage nach, wie im menschlichen Gehirn die Bildfusion stattfindet und verwendeten dafür die Technik der funktionellen Kernspintomografie. Am Forschungstomografen der Universität Göttingen untersuchten wir normalsichtige Probanden und konnten mithilfe selbstentwickelter Auswertemethoden die Verarbeitungsstufe im Gehirn ausfindig machen, auf der die visuelle Fusion ihre entscheidende Rolle spielt. Unsere Ergebnisse präsentierten wir nun auf dem wichtigsten Kongress über die neurowissenschaftliche Erforschung des Sehens, dem Jahrestreffen der Vision Sciences Society vom 7. bis zum 12. Mai 2010 in Naples/Florida, wobei auch dieses Mal die Jung-Stiftung unsere Kongressteilnahme ermöglichte.

Neben der Präsentation unseres Projekts am 9. Mai konnten wir Vorträge und Posterpräsentationen auf den Gebieten des binokularen Sehens, der binokularen Rivalität und des Stereosehens besuchen. Unser Poster wurde von Mitgliedern verschiedener wichtiger Arbeitsgruppen auf dem Gebiet des binokularen Sehens und von Gutach-

tern wissenschaftlicher Zeitungen besucht. Das Projekt stieß auf breites Interesse, wir konnten mit vielen Experten diskutieren und bekamen zahlreiche Rückmeldungen zu unseren Ergebnissen. Es gab einige Interessenten für nachträgliche Zusendungen eines Abstracts von unseren Untersuchungen. Insgesamt konnten wir durch unsere eigene Projektpräsentation Ideen und wertvolle Anregungen für weitere Aspekte einer wissenschaftlichen Veröffentlichung gewinnen.

Am Dienstag, den 11.5.2010, trafen wir einen der wichtigsten Experten auf dem Forschungsgebiet von binokularer Rivalität, Prof. Blake von der Vanderbilt-University in Nashville, Tennessy. Wir hatten so die Möglichkeit, einen sehr fundierten Rat zu unserem Projekt einzuholen und viele interessante Aspekte zu diskutieren. Im Anschluss an unser Gespräch erhielten wir von Prof. Blake, der unsere Fragestellung und Methoden bereits während des Gesprächs sehr interessant gefunden hatte, eine sehr positive E-Mail hinsichtlich unserer Idee und der geleisteten Arbeit.

Resümierend konnten wir feststellen, dass sich auch diese Kongressteilnahme sehr für uns und unser Projekt gelohnt hat. Wir konnten uns von internationalen Wissenschaftlern fundierte Ratschläge und Beurteilungen nicht nur unseres Projekts, sondern insbesondere auch der von uns neu gewählten Methoden bekommen.

Ferner erhielten wir die Möglichkeit, einen Einblick in verwandte Forschungsgebiete und ihren aktuellen Beschäftigungsstand zu gewinnen. Diese lassen, wie wir bereits vor 5 Jahren erfuhren, neue Ideen, Anregungen und Motivation entstehen.

Wir möchten uns an dieser Stelle nochmals sehr herzlich bei Ihnen, den Vertretern der Jung-Stiftung, bedanken, dass Sie uns auch diese Kongressteilnahme und das Sammeln von wertvollen Erfahrungen ermöglicht haben. Sicherlich werden auch die dieses Mal gewonnenen Erfahrungen eine bleibende Erinnerung hinterlassen und neue wissenschaftliche Schaffenskraft bei uns hervorrufen.

Bericht Workshop Afrika

Der folgende Kongressbericht wurde im Anschluss an die „Conference on Professional Dilemmas of Clinical Practice in Africa" (10. bis 13. Mai 2011/Berlin) erstellt, die vom „Wissenschaftskolleg zu Berlin" veranstaltet und von der Jung-Stiftung für Wissenschaft und Forschung finanziell unterstützt wurde.

CARING FOR AFRICAN HEALTH CARE: CLINICAL CASES AND SYSTEMIC INSIGHTS

Julie Livingston, Ph.D. and
Steven Feierman, Ph.D., D.Phil.

With the participation of, and comments by, Rebecca Mensima Acquaah-Arhin M.D., Oladipo Aboderin F.M.C.Path., Robert Aronowitz M.D., Andrew Farlow Ph.D., Paul Wenzel Geissler Ph.D., Wolfgang Holzgreve M.D., Nancy Rose Hunt Ph.D., Elly Katabira M.D., Betty Kyaddondo M.D., David Kyaddondo Ph.D., Seggane Musisi M.D., Herbert Muyinda Ph.D., Syema Muzaffar M.D., Dietrich Niethammer M.D., Vinh Kim Nguyen M.D., Ph.D., Iruka Okeke Ph.D, Songi Park, Kristen Peterson Ph.D., Richard Rottenburg Ph.D., Norman Schraepel, Claire Wendland M.D., Ph.D. [1]

THE PROBLEM

Consider a hospital with no oxygen, patients lying two to a bed or on the floor, a nurse to patient ratio of 30 to 1, a half-stocked pharmacy, and a lab lacking reagents. How does one doctor in such a setting?

This report uses evidence from African case studies to address this question, and more generally to discuss obstacles to effective clinical care and possible health systems interventions. Between May 10th and May 14th 2011, a group of 24 clinicians, scientists, and social scientists met at the Wissenschaftskolleg in Berlin, with the support of the Jung-Stiftung für Wissenschaft und Forschung, to assess current dilemmas of medical practice in Africa. The group grounded its discussions in the intensive analysis of clinical case studies presented by participants.

Most of the day-to-day provision of medical care in Africa is carried out by overburdened practitioners with too little time and too many patients, often under conditions of systemic failure. Physicians and nurses who are in daily contact with patients work under conditions that are not only difficult: they are so unpredictable that rational medical care and planning become extremely challenging. Drugs, supplies, testing equipment, and laboratory support vary in accessibility day by day, and are spread across a difficult referral landscape. Nor, in this rapidly shifting sometimes chaotic environment, can clinical staff develop their own best practices with an expectation that these will remain stable and reasonable over time. These are contexts that require a unique combination of evidence-based and empirical reasoning, clinical and institutional creativity, social understanding and ethical sensitivity [2].

That the practice of medicine is improvised, in a way that departs from idealized flow charts, is of course true anywhere in the world. It has special significance in African settings, however, because of resource poverty, and because African medical institutions were undermined by substantial, systemic and often externally imposed budget cuts in the 1980s and 1990s [3]. The system depends, to a significant extent, on the efforts of multiple external donors and therefore experiences unusual problems of co-ordination. Coordination is further undermined by several factors. Patients and practitioners move back and forth, in seemingly random ways, between a new private system of medical care and an older public one. Even within a single institution, research trials may command basic resources otherwise unavailable for normal clinical care. Impoverished institutions outsource many nursing and transportation tasks to patients' families and supporters. All this means that patients move across therapeutic contexts and markets in unpredictable ways.

The case studies on which this analysis is based were hybrid in the sense that they included information about medical diagnoses, treatments, and outcomes, as such, alongside descriptions of the search for medical resources, the coordination of efforts among practitioners, and the behavior of patients and their helpers. Collective analysis of case studies points to the existence of a set of recurring and identifiable problems that deserve further exploration and ultimately remediation. Our discussions revealed specific pathways through which system inadequacies affected clinical practice and patient outcomes. Such problems animate the background of clinical research in Africa, but are often cleansed out of published research rather than posed as the subject of research itself [4].

Participants at the meeting all expressed appreciation for the steps taken in recent years to reduce the overall burden of disease in Africa, but with a determination nonetheless that local clinical care really counts – that people suffering from disease or trauma cannot simply be left without effective medical institutions while waiting for health conditions to improve. We noted from two cases of cancer and diabetes that even improved nutrition and a reduction of infectious disease would not negate the need for effective medical care systems. We learned from two maternal deaths of relatively wealthy and well-educated women, that while poor people were the most vulnerable in these health systems, the systems themselves were impoverished in ways that universally undermined patient care for everyone.

Together participants reviewed well-known problems in African health systems which are now garnering increased attention: severe staffing shortages, inadequate laboratory facilities, the saturation of private markets (to which patients are regularly directed) with counterfeit or expired drugs and disposables, the absence of specialist consultants, and lack of patient confidence in dysfunctional institutions. It quickly emerged that the holistic study of difficult cases enabled us to trace how the unique ecology of medical care shapes clinical decision-making and effectiveness. We devote the rest of this article to an analysis of key themes emerging from the cases.

REFERRAL AND COORDINATION

Because each case study traces the career of one illness episode through time, it reveals important information about what happens in between treatments, or between primary, secondary, and tertiary levels in the health system, or in the separation between professional and lay decision making. It proved especially revealing of the process of referral. Indeed, it suggested that referral processes form a crucial and troubled domain in African contexts.

We started with the assumption that poverty of resources was a crucial problem, but then discovered that gaps in the referral process, often spurred by the poverty of patients who could not afford transport to the next appropriate medical center, could actually increase the cost of care for any one patient, sometimes drastically. Often it was family members rather than clinical staff who made referral decisions. An 18 year old woman, for example, had been the victim of war trauma, including rape and sexual servitude. She had presented at hospitals in her home region with recurrent headaches, unsteady gait and shaking of the body, along with sad and tearful feelings, and expressing a wish that she were dead. Because of an absence of psychiatric care in her war-torn home area, and because of an emphasis on the treatment of infectious disease, she underwent two years of investigation and treatment, during which she was tested for HIV and syphilis (both negative), treated for drug resistant malaria, typhoid, brucellosis, meningitis, and epilepsy. She also underwent lumbar puncture for CSF analysis, throat swabs, thyroid and liver function tests, and blood cultures. All of this effort and expense could have been saved by a correct initial referral/consultation, but such a referral (which would have involved an expensive trip by the patient and her accompanying relative) was accomplished only after years of failed treatment. In another case, a child who was ultimately found to have extended-spectrum beta-lactamase-producing *Klebsiella pneumonia* was treated for six weeks with expensive antibiotics and tests because the appropriate test and the appropriate antibiotic were not available at the treatment center. In the end the clinician procured a test from a research lab and drugs from a distant city.

Each of the cases revealed that the necessary medical resources were located somewhere in the referral system, but not in regular ways that would enable practitioners to rely on a predictable hierarchy of referral. In one case a patient's family member refused referral from a primary to a tertiary care level because of his realistic judgment that the patient might be harmed by the long wait for treatment of acute disease at the tertiary hospital, which was severely overcrowded. In a case of bronchopneumonia with ARDS, the doctor in charge of a district hospital combined the following resources from diverse locations in the medical system: a telephone consultation with a distant cardiothoracic surgeon, a fourth generation cephalosporin (found in, and sent from, the distant capital city), oxygen canisters from another hospital at a travel distance of three hours. Some essential elements of treatment were completely unavailable: the ability to test for arterial blood gases or to do bronchial lavage or bronchoscopy. The timing of the administration of the drugs that were available was determined not by judgments about the treatment regimen, but by the time taken by the patient's family to find the money to pay for them.

MATCHING EVIDENCE TO AVAILABILITY

The cases revealed a form of diagonal reasoning by clinicians who sought to align patterns of evidence in conditions which one participant characterized as "diagnostic insufficiency" and treatment possibilities in what we came to call "therapeutic insufficiency" [6]. All clinicians work in contexts that entail diagnostic and therapeutic probabilities rather than absolute certainties, and which ask them to base decisions on the empirical observation of each individual patient. But, in African contexts where the horizontal structure of primary care is so weakened that basic therapeutic and diagnostic options are unavailable, but well-funded vertical interventions and research projects punctuate that landscape, this form of reasoning is necessarily tremendously amplified – to the extent that we have called it "diagonal reasoning". Its use in African contexts is crucial. However, it can at times blur the line between research, trial and error, and care, and it can also work harm at both the individual level (iatrogenic morbidity) and the level of public health (e.g. drug resistance). Paradoxically, it can also result in the waste of precious resources through the over, inappropriate use of whatever

diagnostic and therapeutic resources *are* available.

In several of the cases, a great degree of empirical or trial and error therapy was performed on patients. Often this empiricism was necessitated by the diagnostic landscape. For example, the psychiatric patient mentioned above was treated for over two years with antibiotics, antimalarials, analgesics, and anticonvulsants to no avail. Indeed as some have argued about such cases, in the absence of reliable diagnostics the use of antibiotics is in fact, the use of placebos [7]. Her case pointed to the difficulties presented by the lack of specialty services and consultations – there was no mental health worker at the local hospital to make her diagnosis. In the Klebsiella case, the patient, an eight year-old girl, received three fresh whole blood transfusions, and two exchange transfusions by doctors who because of insufficient laboratory capacity were unable to locate the source of her persistent, high fever. Without adequate laboratory support to obtain a precise diagnosis, clinicians were forced to use increasingly desperate forms of empirical intervention.

Limited therapeutic options also lead to a reliance on trial and error therapy. Empirical therapy is chosen because it is what patients or accompanying kin, or the hospital or clinic can afford. When physicians don't have what they know are the best therapies, they must decide what is possibly or plausibly the next best treatment. Yet, published research often does not comment on or systematically evaluate the second or third or even fourth best therapeutic option in the absence of the standard therapy. Thus clinicians were left to reason their way towards the next best option. In these contexts local standards of care and idiosyncratic decisions emerged both of which might benefit from systemic clinical research.

Therapeutic supply was shaped understandably both by cost concerns and by epidemiological assumptions in contexts where there is an overwhelming emphasis on particular patterns of infection, yet this too, while rational, also posed problems. Participants remarked for example on the regular dispensing of antimalarials for patients whose laboratory tests do not confirm infection, because these are the drugs in stock.

Because many African hospitals and clinics lack necessary supplies, patients are often required to purchase basic therapeutic goods like drugs, gloves, or sutures to be used in their care.

Not only were necessary treatments greatly delayed by the need for relatives to raise funds to purchase supplies, but relying on laypeople to bring drugs from outside the hospital or clinic also made it more difficult to draw correct conclusions from trial and error treatment. Participants noted the diagnostic confusion that occurred after patients had brought back counterfeit drugs. With these, as with poorly maintained diagnostic equipment, clinicians cannot always tell if the patient did not improve because the suspected diagnosis was incorrect, or because the therapeutics were inherently inefficacious.

TIME

One of the most revealing discoveries of the case studies was the crucial role of the passage of time. The problems of sequencing, duration, and timing of treatments and interruptions related to the ways trial and error therapies are substituted for a robust diagnostic ability, and the difficulties of referral. In the case of Klebsiella pneumonia, five weeks passed from the patient's initial presentation at the hospital until the effective antibiotic was administered. This raises the possibility that the time passed in the disjointed system of referral – time used to assemble disparate medical resources – might be responsible for the emergence of still more serious disease problems. Five weeks of treatment with inappropriate antibiotics might itself cause antibiotic resistance. Extended and interrupted treatment times also worked to clog already overcrowded health institutions that are perpetually in need of beds.

Treatment trajectories are also greatly elongated because of the hollowing out of public health systems under increased privatization. At many junctures the diagnostic or therapeutic plan is temporarily suspended while relatives go to raise money in order to purchase the necessary goods or services. For example, in one case a pregnant woman presented at her local clinic with very high blood pressure, headaches and dizziness. The midwife at the clinic cautioned that she likely had pre-eclampsia and urged her to procede immediately the nearest hospital. Before the patient could attend the hospital, however, her husband had to sell a chicken and bag of rice to the neighbor in order to raise funds for the trip. At the hospital, the doctor advised that her situation was serious and that she would require an immediate Caesarean section. The husband responded that they would have to wait a day while he returned home to borrow money for the operation. In this case fortunately another accompanying relative had enough money with her to make a downpayment so that the doctor could perform the surgery immediately, and both mother and baby narrowly survived. In other cases we reviewed these delays proved fatal.

TRAINING

The social scientists were impressed by the creativity and care revealed by the case studies. We saw the care provided by a psychiatrist who had no way to treat massive war-related mental trauma and so worked to train a generation of psychiatrists, where there had been only a few. We saw the hospital administrator who had no regular access to a supply of oxygen and so is working to acquire the equipment to produce oxygen within her hospital. We saw the physician who, several decades ago, improvised the treatment of AIDS care, borrowing resources here and there, and also helping found a national organization to support families and provide care. We saw the practitioner who insisted on finding the resources to treat antibiotic resistant disease somewhere, anywhere, within a huge national system. This creativity is indispensable. But how are we to formalize and value knowledge embedded in the people within health systems? External donors often unwittingly seem to come in with their own way of doing things and presume this crucial knowledge away.

Current proposals to improve clinical conditions promote the bringing of American and European medical students and young doctors to work in these settings [8]. But for all that this may provide a quick fix for staffing shortages, these visiting clinicians will also need new kinds of training in local structures, in how informal networks of health care in Africa work (or don't). They too will have to learn new forms of diagonal reasoning – and their limitations – if they are to be effective contributors to the African hospitals and clinics in which they will work.

One important observation is that effective practice, by a physician or nurse in this system, requires an unusually entrepreneurial approach because the practitioner must assemble resources from diverse sources. It also requires that the practitioner have detailed knowledge of both the relevant medical literature and of a whole range of social practices, ranging from the location of drugs or tests somewhere in a large and disorganized medical system, to the likely behavior of patients' relatives, who must sell crops or organize family meetings before the patient can be treated. We returned, again and again, to the importance of teaching these skills to medical students and young house staff. Yet in the end, such skills, however energetically wielded, can only salve not solve the problems of systematic failure and dysfunctional institutions.

CONCLUSIONS

Many of these problems will sound familiar to physicians anywhere in the world. Practitioners in the wealthier north often have to use creative strategies, to find the one technician who can solve a problem, or the one consultant with special knowledge of a disease, or the correct approach to treating a patient when the appropriate drug is much too expensive. In under-resourced parts of Africa, however, these problems, and the requisite skills, exist in extreme forms. When, for example, in contexts with high rates of maternal mortality patients in urgent need of Caesarean sections are sent away to find rubber gloves and other supplies before the surgery can be performed, then the difficulty and urgency of improvisation are greater. While it is clear that improvisation will remain important to successful clinical practice, the systemic problems revealed by the case studies point to potential interventions.

Physicians who must treat patients without the full range of diagnostic technologies have a desperate need for local epidemiological knowledge. For example, they need accurate information about local pathogens and patterns of antibiotic sensitivity, so as to prescribe more effectively.

Programs to sustain and improve health worker professionalism are urgently needed. Professionalism, in these contexts, includes the mastery of what we have called diagonal reasoning. Such training must be supported by research directed to the urgent clinical needs of practitioners on the ground, in circumstances where a full diagnostic work-up is not possible, but where choices among empirical treatments must nevertheless be made.

At a time when large numbers of health workers are likely to come from outside the continent, it is important to recognize that these helpers have not been trained in locally-specific methods of improvisation or diagonal reasoning, or in working correctly without the normal diagnostic tools. These newly introduced health workers must be trained in the relevant skills.

Multiple donors, giving intermittent or poorly coordinated donations, distribute medical resources, which are then scattered in unpredictable ways through the larger medical system. Practitioners need greater predictability in the location of drugs and diagnostic technology. Donors could achieve this through greater coordination, and better tracking of resources.

We need careful economic research to learn whether investments in improved diagnostics would lower overall costs, given the tendency towards overtreatment in the absence of adequate diagnosis, and given pressures towards antibiotic resistance.

We are encouraged by the renewed attention to health systems strengthening in global public health. The grounded insights of the sort that emerge from detailed analysis and discussion of cases can and should play a critical role in identifying areas of necessity and strength within health systems. Together we call for increased attention to African medical systems, which are deeply in need of care.

References

[1] The authors are grateful to Janis Antonovics and Arthur Kleinman for comments on an earlier draft.

[2] Claire Wendland, *A Heart for the Work: Journeys Through an African Medical School* (Chicago: University of Chicago Press, 2010); Julie Livingston, *Improvising Medicine: Inside an African Oncology Ward* (Duke University Press, forthcoming); Steven Feierman, "When Physicians Meet: Local Medical Knowledge and Global Public Goods," in Paul Wenzel Geissler and Sassy Molyneux eds, *Evidence, Ethos and Experiment: The Anthropology* and History of Medical Research in Africa (Berghahn Books). In press.

[3] Meredeth Turshen, *Privatizing Health Services in Africa* (Rutgers University Press, 1999).

[4] Vinh-Kim Nguyen, "Government-by-Exception: Enrollment and Experimentality in Mass HIV Treatment Programmes in Africa," *Social Theory and Health* 7(3), 2009: 196–217.

[5] Iruka Okeke, *Divining Without Seeds: The Case for Strengthening Laboratory Medicine in Africa* (Cornell University Press, 2011).

[6] Guess, Kleinman et al 2002, p. 18.

[7] Julio Frenk, "The Global Health System: Strengthening National Health Systems as the Next Step for Global Progress," *PLOS Med* 7(1), January 12, 2010; James Pfeiffer et al, "Strengthening Health Systems in Poor Countries: A Code of Conduct for Nongovernmental Organizations," *American Journal of Public Health* December 2008, vol. 98, No, 12: 2134–2140; Michael R Reich et al, "Global Action on health systems: a proposal for the Toyako G8 Summit," *The Lancet*, Volume 371, Issue 9615, Pages 865–869, 8 March 2008; Andrew Ellner, Gene Bukhman, and Paul Farmer, "Pathways to Health Systems Strengthening for the Bottom Billion," *Routledge Handbook of Global Public Health* eds. Richard Parker and Marni Sommer (Routledge: 2011) 117–130.

[8] Vanessa Bradford Kerry, Sara Auld, and Paul Farmer, "An International Service Corps for Health – An Unconventional Prescription for Diplomacy," *New England Journal of Medicine* 363: 13, September 23, 2010.

Anschriften

Böhlke, Kristina
Staatsrätin, Dr.
Behörde für Wissenschaft
und Forschung der
Freien und Hansestadt Hamburg
Hamburgerstr. 37
D-22083 Hamburg

Büchel, Christian
Professor Dr. med.
Institut für Systemische Neurowissenschaften
Universitätsklinikum Hamburg-Eppendorf
Martinistr. 52
D-20246 Hamburg

Büchler, Markus W.
Professor Dr. med. Dr. h. c.
Klinik für Allgemeine, Viszerale
und Unfall-Chirurgie
Universitätsklinikum Heidelberg
Im Neuenheimer Feld 110
D-69120 Heidelberg

Carmeliet, Peter
Professor MD PhD
Vesalius Research Institute
Universität Leuven, Campus Gasthuisberg
Heerestraat 49
B-912 3000 Leuven/Belgien

Clevers, Hans
Professor MD PhD
Hubrecht Institute
Universität Utrecht
Uppsalalaan 8
NL-3584 Utrecht/Niederlande

Gajera, Chandresh PhD M. Tech D. Pharm
Forschungsinstitut für Molekulare
Pharmakologie
Max-Delbrück-Center
Robert-Rössle-Str. 10
D-13125 Berlin-Buch

Hafen, Ernst
Professor PhD
Institute of Molecular Systems Biology
ETH Zürich
Wolfgang-Pauli-Str. 16
CH-8093 Zürich/Schweiz

Halle, Annett
Dr. med.
Institut für Neuropathologie
Charité Universitätsmedizin Berlin
Charitéplatz 1
D-10117 Berlin

Hartl, F. Ulrich
Professor Dr. med.
Abteilung Zelluläre Biochemie
Max-Planck-Institut für Biochemie
Am Klopferspitz 18
D-82152 München-Martinsried

Jentsch, Thomas J.
Professor Dr. med. Dr. rer. nat.
Forschungsinstitut für Molekulare Pharmakologie
Max-Delbrück-Centrum
Robert-Rössle-Str. 10
D-13125 Berlin-Buch

Kaminsky, Walter
Professor (em.) Dr. rer. nat.
Jung-Stiftung für Wissenschaft und Forschung
Elbchaussee 215
D-22605 Hamburg

Kirchfeld, Rolf
Jung-Stiftung für Wissenschaft und Forschung
Elbchaussee 215
D-22605 Hamburg

Lazdunski, Michel
Professor PhD
Institut de Pharmacologie Moléculaire
et Cellulaire
CNRS Sophia Antipolis
660 route de Lucioles
F-06560 Valbonne/Frankreich

Melsheimer, Fritz Horst
Vorsitzender des Vorstandes der
HanseMerkur Krankenversicherung AG
Siegfried-Wedells-Platz 1
D-20354 Hamburg

Palinski, Wulf
Professor MD FRCP
Department of Medicine
University of California San Diego
9500 Gilman Drive MTF 110
La Jolla, CA 09293-0682
USA

Pellerin, Alex F.
74 Marine Road # 3
Boston, MA 02127
USA

Rajewsky, Klaus
Professor Dr. med.
Arbeitsgruppe Immunregulation und Krebs
Max-Delbrück-Centrum
Robert-Rössle-Str. 10
D-13125 Berlin-Buch

Rehm, Johannes
cand. med.
Klinik für Visceral-, Thorax- und Gefäßchirurgie
Universitätsklinikum Gießen Marburg
Standort Marburg
Baldingerstr.
D-35043 Marburg

Russ, Nicolai
Dr. med. M. A. Healthcare Management
Ziethenstr. 29
D-68259 Mannheim

Sauer, Maike
Dipl.-Humanbiologin
Bachemerstr. 107a/Haus 9
WG 2.2
D-50931 Köln

Schlichting-Erb, Marion
Jung-Stiftung für Wissenschaft und Forschung
Elbchaussee 215
D-22605 Hamburg

Schrader, Stefan
Dr. med.
Römerstr. 15
D-40476 Düsseldorf

Schües, Nikolaus W.
Jung-Stiftung für Wissenschaft und Forschung
Elbchaussee 215
D-22605 Hamburg

Speckmann, Bodo
Dr. rer. nat. PhD
Signal Transduction Laboratory
Cancer and Cell Biology Division
Queensland Institute of Medical Research
300 Herston Rd
Herston 4006 QLD
Australien

Stahl, Rolf A. K.
Professor Dr. med.
III. Medizinische Klinik und Poliklinik
Zentrum für Innere Medizin
Universitätsklinikum Hamburg-Eppendorf
Martinistr. 52
D-20246 Hamburg

Uhlendorff, Jennifer
Dr. rer. nat.
Schubertstr. 17
D-40724 Hilden

Young, Stephen G.
Professor MD
Department of Medicine/Division of Cardiology
University of California Los Angeles
CHS Building
650 Charles E. Young Drive South
Los Angeles, CA 90095
USA

Sachverzeichnis